DES RAPPORTS

DE

L'HOMŒOPATHIE

AVEC LA DOCTRINE

DES SIGNATURES

LETTRE A M. LE DOCTEUR F. FRÉDAULT

PAR

J. CHAPIEL

DOCTEUR EN MÉDECINE DE LA FACULTÉ DE PARIS

Omnia in mensurâ et numero et pondere disposuisti.

Sapientiæ, cap. XI, v. 21.

PARIS

J.-B. BAILLIÈRE ET FILS.

LIBRAIRES DE L'ACADÉMIE IMPÉRIALE DE MÉDECINE

Rue Hautefeuille, 19.

LONDRES, HIPPOLYTE BAILLIÈRE | MADRID, C. BAILLY-BAILLIÈRE | NEW-YORK, BAILLIÈRE BROTHERS

LEIPZIG, E. JUNG-TREUTTEL, QUERSTRASSE, 10

1866

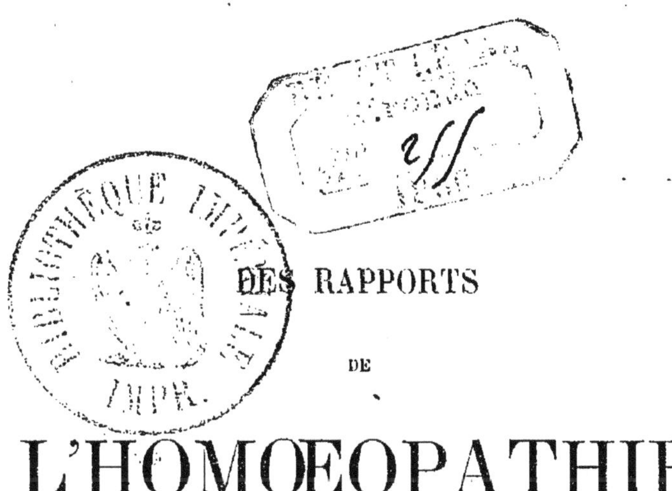

DES RAPPORTS

DE

L'HOMŒOPATHIE

AVEC LA DOCTRINE

DES SIGNATURES

DU MÊME AUTEUR

ESSAI

SUR LA MALADIE HÉMORRHOÏDAIRE

THÈSE INAUGURALE

PARIS, 1860

DES RAPPORTS

DE

L'HOMŒOPATHIE

AVEC LA DOCTRINE

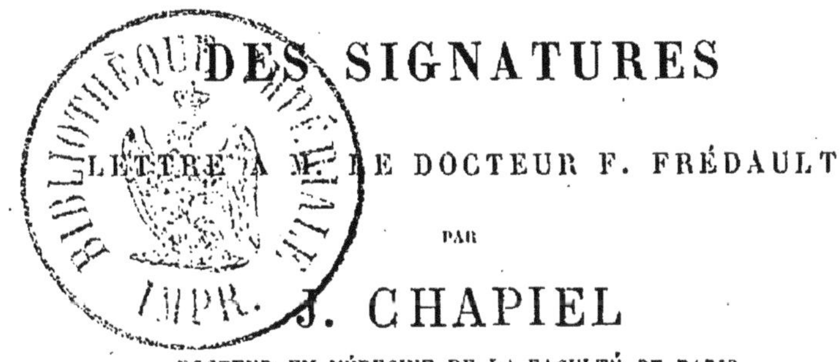

DES SIGNATURES

LETTRE A M. LE DOCTEUR F. FRÉDAULT

PAR

J. CHAPIEL

DOCTEUR EN MÉDECINE DE LA FACULTÉ DE PARIS.

> Omnia in mensurâ et numero et pondere disposuisti.
>
> *Sapientiæ*, cap. XI, v. 21.

PARIS

J.-B. BAILLIÈRE ET FILS.

LIBRAIRES DE L'ACADÉMIE IMPÉRIALE DE MÉDECINE

Rue Hautefeuille, 19.

LONDRES, HIPPOLYTE BAILLIÈRE | MADRID, C. BAILLY-BAILLIÈRE | NEW-YORK, BAILLIÈRE BROTHERS

LEIPZIG, E. JUNG-TREUTTEL, QUERSTRASSE, 10

1866

DES RAPPORTS

DE

L'HOMŒOPATHIE

AVEC LA DOCTRINE

DES SIGNATURES

LETTRE A M. LE DOCTEUR F. FRÉDAULT

TRÈS-CHER ET HONORÉ CONFRÈRE,

Votre savant collaborateur, M. le docteur A. Milcent, inséra, dans le Bulletin de l'*Art médical*, au mois d'avril 1865, une analyse très-rapide du dernier ouvrage de M. Teste (1). L'opinion qu'il émet sur certains passages de ce livre, et ces passages eux-mêmes, me semblent nécessiter quelques observations que je prends la liberté de vous soumettre.

Veuillez d'abord me pardonner, si je m'adresse à vous, plutôt qu'à l'honorable signataire de cet

(1) *Comment on devient homœopathe*. Paris, 1865.

article, ou à M. Teste, ayant l'air de vous prendre ainsi pour but d'un trait que je voudrais lancer indirectement contre ces estimables Confrères. J'ai, pour en user ainsi, trois raisons qui vous paraîtront plausibles, j'ose l'espérer.

D'abord, je n'ai l'honneur d'être connu ni de M. Teste, ni de M. Milcent, tandis que j'ai eu l'avantage de vous voir et de causer presque journellement avec vous, pendant trois ans, dans le service de notre regrettable maître, J.-P. Tessier.

En second lieu, j'ai parfois eu l'occasion d'agiter avec vous, en regagnant nos pénates, la question dont je désire vous entretenir aujourd'hui et dont vous vous êtes aussi occupé quelque peu.

Enfin, j'ai quelques mots à relever sur une phrase que vous avez émise à ce sujet dans votre *Lettre sur les rapports de la doctrine homœopathique avec le passé de la thérapeutique,* et qui constitue, à mon avis, du moins, une légère inexactitude bibliographique.

Je crois que ces trois raisons vous paraîtront suffisantes pour me permettre de vous déranger de vos occupations, et je me hâte d'aborder mon sujet.

Prenant à partie, dans son analyse, un fragment de mémoire lu par M. Teste au Congrès de 1856, lequel fragment n'est que la reproduction étendue, et, suivant l'auteur, corroborée par les faits, de certaines idées de thérapeutique générale, mentionnées dans la *Systématisation pratique de la matière médicale homœopathique*, M. Milcent prétend que les nouvelles études de M. Teste l'ont rendu vitaliste, spiritualiste, et... quelque chose de plus.

Ce « quelque chose de plus » que M. Milcent jette comme une sorte d'énigme à la sagacité de ses lecteurs, et pour lequel il ne paraît pas connaître d'expression technique, me semble correspondre à une chose parfaitement connue.

Je m'explique :

M. Teste pense que c'est dans les lieux où certaines maladies se montrent d'une manière endémique, que croissent, généralement, les plantes les plus aptes à les guérir. La méditation et l'expérience ayant élargi et multiplié ces premiers aperçus, notre savant Confrère en est arrivé à se demander s'il n'existerait pas quelque corrélation entre l'apparition périodique de certaines maladies et les saisons où fleurissent les végétaux qui les guérissent.

L'honorable M. Milcent regarde ces passages comme « pleins d'idées *neuves*, élevées ou profondes. »

Que ces idées soient d'un ordre très-élevé, je ne fais nulle difficulté de l'admettre; mais vous savez parfaitement, cher Confrère, qu'il n'y a rien de nouveau sous le soleil, et, d'ailleurs, je ne puis, malgré toute ma bonne volonté, adopter le mot de M. Milcent, vu que M. Teste, lui-même, a laissé échapper cet aveu : « *J'ignore jusqu'à quel point sont fondés ou* NOUVEAUX, *dans la science, ces aperçus*, etc., etc., etc. »

Pour mon compte, je pose en fait qu'ils sont extrêmement vieux, je dirai même que M. Teste n'a entrevu qu'un très-petit côté de la question à laquelle ils se rattachent.

Ces idées, et d'autres, beaucoup plus hardies, ont été chaudement soutenues dans des ouvrages datant de la fin du XVIe et du XVIIe siècle, où elles sont développées avec une largeur de vués assurément dignes de notre attention, et je suis bien persuadé que si M. Teste avait eu la bonne fortune d'avoir entre les mains un de ces ouvrages, avec son talent, et aidé de cette sorte d'intuition dont ses « aperçus » nous donnent la preuve, il eût, avec les travaux des anciens, poussé fort loin cette étude, beaucoup plus loin certainement que je ne pourrai le faire avec toute ma bonne volonté, et je vous prie de croire que je regrette vivement qu'il en soit ainsi.

Vous ne me jugerez pas assez mal, cher Confrère, pour supposer que ce soit pour une querelle de mots, ou pour le vain plaisir de relever une expression échappée à la rapidité de la rédaction d'un article de journal, un *lapsus*, que je prendrais la plume, et viendrais vous faire perdre un temps précieux ; non, vous devez croire, qu'ayant moi-même peu de temps à perdre, je dois avoir un but sérieux ; mais ce but, vous vous demandez quel il est.

Le voici :

Non-seulement l'expression employée par M. Milcent, mais encore sa phrase tout entière, me prouvent que votre ami n'a pas entrevu toute la portée des « *aperçus* » de M. Teste, et ce dernier, lui-même, quoiqu'il ait dit : « qu'une grande » vérité philosophique et une foule de vérités pra- » tiques étaient contenues dans ces considéra- » tions, » n'a nullement l'air, dans son livre, de se douter que ces idées se rattachent à une doctrine aux vues extrêmement larges, très-ancienne, et malheureusement (du moins à mon avis), trop négligée de nos jours, je veux dire : la *Doctrine des Signatures*.

Oui, c'est bien à l'*Ars signata* que doivent être rapportés ces deux ordres de considérations, qui forment, tout simplement, deux chapitres secondaires dans l'exposé de cette doctrine.

Quoiqu'il n'ait vu qu'un si petit côté de la question, je n'hésite pas à compter M. Teste parmi les partisans sérieux (à son insu très-certainement) de la doctrine des Signatures, et c'est là ce que signifie, pour moi, et ce que signifiera, sans doute aussi pour vous, quand j'aurai eu l'honneur de vous le démontrer, le... quelque chose de plus... de l'honorable M. Milcent.

Vous me direz peut-être, cher Confrère, qu'il est possible que ces considérations de M. Teste regardent la Signature, mais qu'il n'est pas utile que nous retournions à cette vieille théorie qui a fait son temps. Qu'elle ne peut plus nous être utile, à nous surtout, qui marchons dans la thérapeutique, éclairés par le flambeau de l'expérimentation sur l'homme sain.

Eh bien! permettez-moi de différer en ceci

d'opinion avec vous; je ne puis encore admettre que cette idée, fort ancienne, j'en conviens, mais qui a beaucoup de vrai, au fond, ait réellement fait son temps; jusqu'à preuve du contraire, je persiste à croire qu'elle peut être utile aux thérapeutistes en général, et plus particulièrement aux partisans de la Réforme Hahnemannienne, qui, plus que les autres, vous le savez très-bien, ont besoin de connaître à fond toutes les propriétés des agents dont ils disposent.

Mais, en fait de sciences, il ne s'agit pas de savoir ce que la raison plus ou moins étroite d'un individu peut admettre ou repousser; une opinion émise n'a de valeur que si elle repose sur des faits indiscutables. C'est sur une base de ce genre que je vais tenter d'asseoir la Signature.

J'étudierai dans cette question : d'abord, son origine et son histoire; je développerai ensuite les principes sur lesquels elle s'appuie, et chercherai à démontrer s'ils sont rationnels ou erronés; en troisième lieu, je tâcherai de déterminer les cas spéciaux où cette étude peut être profitable.

CHAPITRE PREMIER

QU'EST-CE QUE LA DOCTRINE DES SIGNATURES ?

On désigne sous le nom de SIGNATURE *(Ars signata*, du latin *signum*, signe, cachet), une théorie basée sur ce principe fondamental : que les médicaments portent en eux-mêmes le signe de leurs propriétés curatives, lequel signe n'est autre chose, que la similitude de forme, de couleur, etc., que ces substances offrent avec les organes, les humeurs, etc., qu'elles sont aptes à faire rentrer dans l'état normal, lorsqu'une cause morbide quelconque les en a écartés.

Dans les œuvres humaines, le nom de l'auteur doit être accolé à son ouvrage, sous peine d'être oublié, et il ne nous suffit pas de connaître le nom, il nous importe souvent de savoir aussi quel a été le but que l'auteur s'est proposé d'atteindre, quelle est l'utilité de sa création.

Il n'en est pas entièrement de même dans la nature. Le nom de l'Auteur ne peut jamais nous échapper. Tout porte en soi un tel caractère, qu'il faudrait être plus qu'aveugle, pour ne pas reconnaître, même dans ce qui nous paraît le plus infime, le doigt d'un Ouvrier supérieur, « *Digitus Dei hìc est.* » Salomon, dans sa plus grande gloire, n'a jamais été si pompeusement vêtu que ces lis, si communs pourtant dans la Palestine, qu'on les brûlait pour chauffer les fours.

Mais, si le nom de l'Artiste est partout écrit, pour nous, d'une manière visible, cela ne nous suffit pas, et nous avons besoin de connaître le but, l'utilité de ses œuvres.

Devant cette immense quantité de substances, si variées dans leur forme, leur couleur, leur odeur, leur saveur, etc., des esprits investigateurs, pensant que ce n'était pas seulement pour charmer nos regards que le Souverain Maître avait étalé tant de splendeurs, se mirent en devoir de pénétrer le mystère et de soulever le voile.

Il ne fut pas difficile à ces audacieux de voir que certaines plantes offraient avec nos organes et nos fluides des rapports de configuration et de coloration assez manifestes. De là, à se demander si, par cette similitude, le Créateur n'avait pas voulu nous indiquer quels étaient les agents utiles contre les maladies auxquelles nous sommes sujets, il n'y avait qu'un pas bien simple à faire, et ils le firent.

Ce fut là l'origine de cette théorie qui se perd dans la nuit des temps. Sentiment d'abord vague, et, très-probablement, limité au cercle, assez restreint alors, des *Curieux de la nature*, il se développa peu à peu, franchit ses limites, et se répandit dans le vulgaire, où on le retrouve partout de nos jours, et, bien entendu, sans que l'immense majorité de ceux qui le mettent en pratique se rendent un compte exact de ce qu'ils font. Cela est si vrai, que l'on retrouve la Signature dans presque tous ces arcanes si profondément enracinés dans l'esprit du peuple, et qu'on la voit même, assez manifestement, dans cette médecine qui nous paraît si bizarre des peuplades sauvages. Il y a plus encore, on peut avancer, sans crainte d'être démenti, que notre thérapeutique lui doit un grand nombre de ses plus précieux agents; je me fais fort, d'ailleurs, de le démontrer en temps et lieu.

Historique, Bibliographie.

De même que toutes les grandes vérités, celle-ci a eu ses jours de grandeur et de déconsidération, ses adeptes fervents et ses détracteurs passionnés; tantôt chaudement recommandée, tantôt bafouée, puis reprise pour être abandonnée de nouveau, elle fut élevée sur le pavois vers la fin du XVIe siècle et au commencement du XVIIe, parut sommeiller pendant le XVIIIe, et fut définitivement jetée aux gémonies au commencement de celui-ci.

Permettez-moi de la suivre rapidement dans ses fortunes diverses.

Des personnages de grand mérite dans les Sciences et les Lettres, des illustrations de l'Art Médical, dès les temps les plus reculés jusqu'à nos jours, l'ont prise en sérieuse considération. Je ne citerai certainement pas tous ceux qui l'ont propagée ou combattue, je me bornerai aux principaux, à ceux dont les ouvrages font autorité dans la science.

A leur tête, dès les temps fabuleux, se place le Centaure Chiron, à qui Crollius attribue l'honneur de cette découverte, dans une phrase dont j'extrais ce passage : « *Herbaria hæc medicina, à*

Chirone inventa, semper in magno pretio fuit, etc.» Que le Centaure Chiron ait vulgarisé cette idée, je ne fais nulle difficulté de l'admettre, mais je crois que sa découverte date de bien plus loin.

Aristote, dans ses livres sur les plantes, paraît la connaître assez bien, et en fait quelque cas.

Théophraste la connaissait aussi, et dans son *Hist. et caus. plant.*, ouvrage dont j'aurai occasion de reparler, il la prend en grande considération, et se base sur elle pour recommander, dans certains cas, l'emploi de médicaments offrant des caractères physiques qui rappellent quelques symptômes du mal.

Pline l'Ancien, cet écrivain si fécond, penche un peu vers cette doctrine, dans ses ouvrages sur les plantes.

Dioscoride, Galien, Avicenne, l'ont souvent prise pour base dans leurs prescriptions médicamenteuses.

Mesué, ce savant qui fit tant pour la médecine des Arabes, en faisant traduire dans leur langue les chefs-d'œuvre de l'antiquité, et pour lequel Paracelse professe autant de dédain que pour Galien; Mesué, dis-je, est encore très-explicite à l'égard de la Signature; il dit, entre autres choses, dans son livre *de Simplicibus*, après avoir énuméré une foule de plantes avec leurs qualités : « *Hæc genera, colore differentia; à summa Dei* » *Providentia, homini donata, ac coloribus indicata* » *ad humores corporis purgandos videntur.* »

Siméon Sethi, partisan de la Signature, suit un peu le travers dans lequel a donné Pline ; il cherche la signature beaucoup plus dans le règne animal que dans le règne végétal.

Averrhoës, dans son *Colliget*, Actuarius, Mnesitheus, ont émis, çà et là, dans leurs ouvrages, des idées qui prouvent qu'ils connaissaient et appréciaient cette doctrine.

Agrippa, ce singulier médecin, dont la réputation était pourtant assez répandue pour que le grand moqueur Rabelais (qui, travestissant son nom, l'appelle Her Trippa) lui envoyât son héros Panurge demander un avis, Agrippa, dis-je, est rangé parmi les partisans de la Signature par Crollius, qui cite de lui la phrase suivante : « *Stultum est ex Indiâ petere quod domi habemus, pa-* » *triisque rebus, peregrina; facile acquisibilibus,* » *difficilia et à finibus terræ importata, præferre.* » Ce qui ne nous empêche pas de suivre encore, trois cents après, la routine que combattait ce médecin, c'est-à-dire d'aller chercher, à l'autre bout du monde, des drogues qui valent peut-être bien moins que celles que nous avons sous la main.

Je mentionnerai aussi, mais pour mémoire seulement, que, parmi les anciens, Plutarque, Cicéron et d'autres, prenaient cette idée de la similitude en grande considération. L'éducation transcendante des Grecs et des Romains comportait une teinte d'études médicales, mais l'opinion des écrivains ne faisant point autorité en médecine, je me borne à citer ces deux auteurs, connus pour leur vaste intelligence.

L'invasion des Barbares et la *nuit du moyen âge* passèrent sur cette question qui se releva vivace sous la puissante parole de Paracelse.

Ce hardi réformateur, ce révolutionnaire de la science médicale, sur le compte duquel on a dit tant de bien et tant de mal, la tira de l'oubli, mais il la mêla de tant de rêveries astrologiques, d'alchimie, de cabale, qu'elle est presque méconnaissable dans ses écrits.

Quoi qu'il en soit, ses disciples la dégagèrent un peu de tout ce fatras, et lui donnèrent une place importante dans l'étude des propriétés des médicaments.

Mais quoiqu'on y crût assez généralement, et qu'elle s'imposât presque en quelque sorte, la théorie de la Signature ne consistait encore, à cette époque, qu'en une multitude de données, généralement assez vagues, et consignées çà et là dans les ouvrages de matière médicale ; elle n'était pas encore nettement formulée à l'état de doctrine, on n'avait pas encore groupé systématiquement ses propositions, on n'avait guère vérifié l'exactitude de ses assertions.

Sentant sans doute que l'Art Médical avait besoin d'une œuvre de ce genre, un laborieux compilateur, le napolitain J.-B. Porta, entreprit, dans la dernière moitié du XVIe siècle, ce travail herculéen. Il déclare lui-même que cette œuvre est immense et pleine de difficultés. Ceci s'explique parfaitement, car, en ces temps reculés où l'imprimerie, naissant à peine, n'avait pas encore pu reproduire les ouvrages de l'antiquité, les manuscrits étant forcément très-rares, on ne pouvait se les procurer que très-difficilement. Il ne se rebute pourtant pas, et, sûr d'être utile, confiant dans l'avenir, il met, comme il le dit, à l'accomplissement de son œuvre, toutes ses forces et toute sa volonté. « *Videbunt lectores voluntatem* » *non defuisse.* »

Son ouvrage n'est pas en moins de huit livres, mais le titre qu'il lui donna : « PHYTOGNOMONICA » (quoique tiré des deux mots grecs très-connus Φυτὸν plante, et Γνώμη indice, dérivé de Γιγνωςχω savoir, connaître), ne disant pas tout ce qu'il faudrait, l'a fait sans doute oublier. Il élève, dans ce travail, la Signature à la hauteur d'une loi naturelle (opinion à laquelle je me range); elle lui paraît le seul moyen pratique que la Divinité pût employer pour se faire, partout et toujours, comprendre de l'homme.

Écoutons-le :

« *Est per similitudinem, demonstrandi modus,*
» *quò sæpissimè, Summus rerum Opifex, divinas et*
» *occultas res patefacere solet, nec præstantiori aut*
» *concinniori poterat modo....*

» *Est enim Signatura, pictus sermo, vel pictura loquens,* etc., etc. »

Voilà, je crois, qui s'appelle bien parler; mais cette œuvre admirable, que j'aurai très-souvent occasion de citer dans cette lettre, vu qu'elle me paraît un des meilleurs écrits qui aient paru sur cette question, a beaucoup de longueurs, et aussi bien des inutilités à élaguer; en outre, sous le rapport pratique, elle est peu utile, elle se tient un peu trop dans les généralités. Aussi, quelques années plus tard, un disciple de Paracelse, frappé de ce défaut, tenta d'y remédier. Crollius, dans la deuxième partie de sa *Basilica chymica* (*de Signaturis plantarum*), essaya de résumer, d'une manière plus pratique, les principales données de Porta, y ajouta certaines indications qui avaient échappé à son devancier, et voulut même étendre le domaine de la Signature en cherchant à l'introniser dans la pathologie, dans le chapitre qu'il intitule : *De Signaturis morborum*; mais là, il fait presque toujours fausse route.

Il était grand admirateur de Porta, qu'il cite avec éloges, il transcrit même presque en entier le chapitre dont je viens de dire quelques mots, et y ajoute cette phrase si profonde : « *Herbæ,*
» *per similitudinem alloquuntur medicum, suaque*
» *interiora abdita, in silentio naturæ, per signa-*
» *turam manifestant....*

» .. .. *Unaquæque patria, sui elementi, in se*
» *continet matrices, sibique ipsi, quod est necessa-*
» *rium exhibet, suis quibusque terris et regionibus,*
» *suæ genti, suo cælo, suo climati, suo sæculo,*
» *natura necessarias producit atque temperat her-*
» *bas.* » On croirait, après cette phrase, que l'au-

teur va s'appesantir sur cette question et pousser loin l'étude de la géographie et (passez-moi le néologisme) de la *chronographie* botaniques, dont Porta n'a fait que tracer les linéaments. Point du tout, et même, ce qui est plus étonnant encore, tout ce qu'avait écrit à ce sujet Porta, est lettre morte pour Crollius, et pourtant, il y a beaucoup à faire dans cette voie qu'a entrevue M. Teste.

Quelque admiration que l'on ait pour ces deux ouvrages, on ne peut, sans manquer toutefois de respect à leurs auteurs, s'empêcher de reconnaître qu'ils fourmillent d'idées erronées. Il n'en pouvait même être autrement. Élevés dans la doctrine des quatre humeurs et des quatre éléments, imbus de tous les errements de l'astrologie, de la chiromancie et de l'alchimie, et, par-dessus tout, entraînés par la puissante parole de Paracelse vers les rêveries de la Cabale, qu'il venait de mettre en vogue, il leur eût fallu, pour ne pas faiblir, une puissance surhumaine, et nous les voyons, non contents de l'immense carrière ouverte devant eux, se livrer à des excursions formidables dans le domaine des hypothèses. Ainsi, parmi de sublimes chapitres, Porta en émet d'étranges sur l'interprétation des songes, la possession diabolique, etc., il consacre même son huitième livre tout entier, à la Cabale, à propos des plantes influencées par le soleil, la lune, etc.

Crollius fait grand cas de la chiromancie, et puis, va se perdre dans les nuages. Il cherche à démontrer l'existence de la similitude entre le Macrocosme et le Microcosme; pour lui, la tempête a pour analogue l'accès épileptique; la sécheresse, la phthisie; les inondations, l'hydropisie, etc., etc. Il va même jusqu'à vouloir l'établir entre les diverses manières d'être de l'homme et les mœurs de certains animaux : ainsi le lièvre représente les poltrons; le lion, les guerriers; le chien, les flatteurs, etc., etc.; il termine enfin par ces mots : « *sed nè nimium.* » Je crois pourtant que c'est un peu tard s'y prendre.

Errare humanum est cependant; mais le mal de ces erreurs a été de faire jeter le discrédit sur ces ouvrages qui, néanmoins contiennent d'excellentes choses, et ces livres sont tombés dans l'oubli, au point que vous-même, cher Confrère, n'en avez pas connaissance, puisque vous ne faites remonter qu'à de Sauvages, le premier travail sur cette matière. Vous dites, en effet, qu'aucun ouvrage spécial ne parut sur la question avant la dissertation de de Sauvages, qui ne date que de 1752. Son titre : « *Dissertation sur les médicaments qui affectent certaines parties du corps humain, et des causes de cet effet*, indique clairement le but que se propose l'auteur.

Vous connaissez cet ouvrage, dont la Signature fait la base; je ne m'y appesantirai pas, n'ayant absolument rien à dire sur son compte que vous ne sachiez parfaitement.

Depuis cette époque, rien de saillant ne parut sur la matière, jusqu'à l'année 1820, époque à laquelle MM. Loiseleur-Deslongchamps et Marquis publièrent dans le tome XLIII du *Dictionnaire des sciences médicales*, à l'article *Plante*, une boutade assez sévère sur son compte.

Ces écrivains paraissent avoir bien vu la doctrine dans son ensemble, mais je ne sais trop pourquoi ils la traitent comme ils le font dans cet article, dont voici le principal passage : « Certaines particularités de conformation, certaines » ressemblances qu'on croyait y remarquer avec » d'autres objets, étaient regardées comme indices » de leurs vertus. C'est sur de semblables obser» vations qu'est fondée la doctrine des *Signatures*.

» Quelque *ridicules* que soient de pareilles inductions, on ne peut, cependant, se dissimuler » qu'elles ont eu longtemps une grande influence » sur la médecine; il est même probable que plus » d'une plante se glisse parfois encore dans des » formules où elle ne fut d'abord admise qu'à des » titres aussi *bizarres*.

» L'esprit d'observation qui caractérise la philosophie moderne a pour toujours, sans doute, » débarrassé la médecine de ces *rêveries*. »

Quelques jours après, vint Virey, qui, non satisfait de la tirade précédente, se mit en devoir de fulminer, dans le tome LI de ce même recueil, un réquisitoire formidable, où la passion du dénigrement perce à chaque mot, et dans lequel l'ignorance du sujet ne le cède qu'à la vigueur des attaques.

Cet écrit, qui est plutôt un pamphlet qu'une critique sérieuse, sert presque généralement de base à toutes les attaques formulées depuis contre la Signature; les exemples, plus ou moins bien choisis, qu'il a cités, sont pris comme des articles de foi; aussi, malgré ma répugnance, dois-je rectifier les erreurs qu'il contient.

Je me bornerai toutefois aux points culminants :

«.... Les signatures des plantes, dit-il, ont long-» temps servi comme d'indices à leurs propriétés » en médecine, et Crollius a longuement disserté » sur ce sujet, que la médecine n'a pas totale-» ment oublié. » (Pourquoi ne pas citer Porta, qui a bien plus longuement *disserté sur ce sujet?* Virey connaissait pourtant son ouvrage, et je le prouverai tout à l'heure.) — « Ainsi les racines et les » fleurs d'orchidées, ressemblant à des parties » sexuelles..., il en est resté l'opinion que ces her-» bes sont très-aphrodisiaques. » (Pourquoi aphrodisiaques, plutôt que sédatives dans les cas de trop grande lasciveté, plutôt qu'utiles contre les maladies des glandes séminales, etc., etc.? — On l'ignore.).... « Comme le fruit d'Anacarde orien-« tal a la forme d'un cœur, c'était manifestement » un cordial..... Le Polythric semble être une » touffe de cheveux, donc il était capable de faire » revenir les cheveux tombés dans l'alopécie. — » Le *Scorpiurus* relève ses pédoncules floraux » comme la queue du scorpion; c'est l'indice infail-» lible qu'il guérit la piqûre de cet insecte. »

(Virey parait avoir lu le chapitre XXII du IVe livre de Porta, mais sa citation eût pu être plus sincère. Porta propose plusieurs plantes, autres que le *Scorpiurus*, contre la piqûre du scorpion, mais il s'est bien gardé de prononcer le mot « *infaillible.* » Tout ce IVe livre repose sur des idées erronées; laissons-le pour ne nous attacher qu'aux bonnes indications contenues en grand nombre dans les autres.)

« La forme d'oreille de l'Hedyothis ne guérit-» elle pas les maladies les plus incurables de l'o-» reille. » (Est-ce la forme qui guérit? Mais passons sur tout ce français un peu barbare.) « Et le *Buph-» thalmum*, n'est-il pas le remède souverain des » maladies des yeux?..... On a pourtant bercé » longtemps l'enfance de la médecine empirique » avec ces suppositions bizarres. » (Ce qui me paraît le plus bizarre en tout ceci, c'est que l'auteur discute, avec un air sérieux, une doctrine qu'il connaît si peu; s'il l'eût mieux connue, il n'eût pas dit : « Un autre genre de Signature était tiré de » la couleur; » car il n'y en a pas plusieurs genres, il y a la Signature, tout simplement, qui se base autant sur la forme que sur la couleur, l'odeur et les autres qualités des végétaux.

Mais avant d'aller plus loin, notons, pour mémoire, que le même Virey avait inséré dans le *Bulletin de Pharmacie*, n° de décembre 1811, un article assez long sur les indices que la *couleur* des plantes peut fournir sur leurs propriétés médicinales, et, à tort ou à raison, il reconnaissait aux plantes à fleurs blanches des propriétés *émollientes*, aux plantes à fleurs jaunes, l'amertume et la propriété *purgative;* celles à fleurs rouges étaient, d'après lui, *anti-bilieuses* et *astringentes*. Les noires étaient *stupéfiantes*, etc., etc., etc.

Je reviens à ma citation. L'auteur continue : « Vous avez de la bile (et qui donc n'en a pas?) » et votre teint est jaune, donc il vous faut des remèdes jaunes : l'Aloès, la Chélidoine, le Safran.» (Malheureusement pour Virey, l'Aloès et la Chélidoine sont fort utiles contre la jaunisse, et ces deux exemples sont mal choisis.) « Vous rendez » du sang par diverses hémorrhagies, recourez » promptement aux médicaments rouges, au sang-» dragon, au cachou. » (Exemples tout aussi mal choisis que précédemment; ces deux médicaments sont parmi ceux que l'École, tout entière, regarde comme les plus puissants astringents. Lui-même, comme nous venons de le voir, les regardait comme tels en 1811. — *Quantum mutatus!*)

Puis, prenant pour base le nom donné à certaines plantes, Virey en fait un autre genre de Signature. Pour le coup, c'est bien un nouveau genre, c'est, en d'autres termes, de la haute fantaisie; voyez plutôt : « Le flux de sang vous cause » des coliques (*tormina ventris*), il faut prendre » la Tormentille. La Potentille ranimera votre » force (*potentia*), l'Éclaire éclairera vos yeux; » l'*Herniaria* vous défendra des hernies!..... » Mais en voici bien d'une autre : « Des neuvaines » à saint Genou vous garantiront de la gonagre, » et sainte Luce de la berlue; il est heureux pour » les femmes de se marier le jour de saint Vital. » En conscience, cet article est-il sérieux? Mais arrivons au bouquet, car nous n'avons pas encore tout vu. « Tout cela peut être fort intéressant » pour d'honnêtes gens, avec les amulettes, le » magnétisme animal, le mot *abracadabra* ou les » *abraxas;* les talismans, les phylactères, les » *agnus,* tout cela peut revenir de mode, car pourquoi désespérer du siècle des lumières et de la » philosophie, il y a voie à tout, et la décadence » de la barbarie est à nos portes!!! »

Vous voyez, cher Confrère, que, sous prétexte de Signature, Virey ne se gêne pas pour frapper d'estoc et de taille, un peu sur chacun, et c'est ainsi qu'on écrit l'histoire.

Quoi qu'il en soit, son ombre doit être satisfaite; erreur ou vérité, mise aussi rudement au ban de la science, la malheureuse ne s'est pas relevée. Quelques autres tirades ont été, depuis cette époque, lancées de nouveau contre elle, et ont achevé de la perdre dans l'esprit des praticiens. Pour ne citer que celles émanées d'auteurs parfaitement connus, je prendrai celle de Mérat, qui, dans le tome VI du *Dict. de mat. méd.* (page 342), déclare que : « ces propriétés par imitation sont un reste » des erreurs des temps d'ignorance, et ne sont » plus que *ridicules* aujourd'hui. »

Celle du professeur Giacomini, de Padoue, lequel dit, dans les Prolégomènes de son traité de matière médicale : « que les Anciens croyaient qu'il existait des rapports entre certaines conditions physionomiques des maladies et celles de certains corps » (langage assez embrouillé pour dire qu'ils croyaient à la Signature), et cite plusieurs exemples, les uns absurdes, dont le temps a fait justice; les autres, trop bien connus pour agir comme le pensaient les Anciens, ce qui force l'Auteur à avouer qu'ils ont une utilité réelle; mais, comme honteux de s'être tant avancé, il se hâte de conclure à la nullité de la méthode, et je déclare que je ne vois pas trop pour quelle raison.

Nysten, dans les six ou huit lignes qu'il lui consacre, ne reproduit que deux des phrases de Virey que j'ai déjà mentionnées.

Ces attaques ont encore ajouté au discrédit qui pesait sur elle, et on ne s'en occupe plus. Les vieux bouquins qui en traitent sont aujourd'hui relégués dans les coins obscurs des bibliothèques, et dorment, en proie aux vers, sous l'*indecoro pulvere* dont parle le poëte. Cependant, juste cent ans après la dissertation de de Sauvages, une voix vint rompre ce silence qu'avait désiré et obtenu Virey; ce fut la vôtre, cher Confrère. Dans votre lettre, vous avez estimé à leur juste valeur les opinions exagérées des Anciens sur la Signature, et indiqué la place que cette doctrine doit occuper dans la science. Elle entre, comme vous l'avez parfaitement compris, dans le système de la localisation, « base des systèmes modernes et de la » réforme de Hahnemann. » Vous dites avec raison: « dans le moyen âge on avait essayé un sys- » tème de localisation avec les théories cabalis- » tiques venues des néoplatoniciens et restaurées » sous le nom d'Alchimie astrologique. A la fin » du XVIe siècle et dans le courant du XVIIe siècle, » on localisa l'action de quelques médicaments » selon les rapports établis entre leur aspect et

» la forme (les symptômes extérieurs, sans doute) » de la maladie; c'est ce qu'on appela l'*indication* » *des Signatures*, mais aucun ouvrage spécial ne » parut sur cette question avant la dissertation » de de Sauvages. » A part cette dernière phrase, qui, comme j'ai déjà eu l'honneur de vous le dire, constitue, à mon avis, une légère erreur de bibliographie, tout ceci est parfaitement exact, et la place que vous donnez à cette doctrine est bien la sienne. Je n'ai qu'un regret à exprimer, c'est que vous n'ayez pu la tirer de l'oubli où elle est plongée, oubli si profond, que M. Teste ne sait à quelle doctrine rattacher les idées suivantes :

» Plus on approfondit les rapports généraux des » substances médicamenteuses avec les maladies » auxquelles l'homme est sujet, plus on est frappé » de cette circonstance curieuse, à savoir : que » c'est précisément dans les lieux où règnent épi» démiquement certaines affections pathologiques, » que, par une admirable prévoyance du Créa» teur, se rencontrent les produits de la nature les » plus aptes à les guérir.... Ainsi, pour ne citer » qu'un très-petit nombre d'exemples, la Douce» amère, qu'on oppose si souvent avec succès aux » effets d'un séjour dans une atmosphère froide et

» humide, affectionne de préférence les lieux froids » et humides; l'Aconit, qui croît sur les monta- » gnes, correspond aux phlegmasies franches aux- » quelles la vigueur de leur constitution et leur » tempérament sanguin exposent particulièrement » les habitants des montagnes, tandis que la Noix » vomique, qui est si souvent d'un heureux emploi » dans les fièvres bilieuses et les dyssenteries d'été, » se récolte dans l'Inde, terre classique de ces » sortes d'affections. C'est du nord-est de l'Europe, » où la scrofule abonde, que nous vient la Pensée » sauvage...... Le seul médicament au moyen » duquel on soit parvenu, peut-être, à guérir la » plique polonaise est le Lycopode, nulle part aussi » commun qu'en Pologne...... Presque toujours, » dans la nature, le remède est à côté du mal » (Porta avait dit : *Ubì malum, ibì remedium,* ce qui est plus explicite encore); « l'instinct des ani- » maux, leur fait quelquefois trouver celui-là sans » effort, tandis que l'homme a toujours besoin de » le chercher; mais, pour cela, Dieu lui a donné » l'intelligence. » C'est vrai, et une voix autorisée nous a dit en outre : *Quœrite et invenietis.*

Il sera, quand j'aurai eu l'honneur de vous exposer toute la théorie de la Signature, très-facile de voir par combien de points les idées de M. Teste touchent à cette doctrine; mais on ne peut tout voir, et, je le regrette vivement, l'auteur ne l'a point aperçu.

Depuis l'apparition de la *Systématisation pratique*, jusqu'à ce jour, plus rien. La pauvre Signature est bien abandonnée. Le mot « *idées neuves* » de notre excellent confrère M. Milcent, en est une preuve bien convaincante. Depuis la publication de cette analyse, voilà bien un an, pas une voix ne s'est élevée parmi les partisans de la réforme Hahnemannienne. Je ne dis rien du camp allopathique; la *Conspiration du Silence* sur les œuvres de notre École y est encore à l'ordre du jour, et il serait téméraire de supposer qu'il dévierait aujourd'hui de sa ligne de conduite, pour s'occuper d'une question abandonnée, sur le compte de laquelle M. Teste n'a d'ailleurs émis que des idées vagues.

Si vous voulez une preuve encore plus convaincante de l'oubli où est tombée cette doctrine, j'irai la chercher bien haut, au sein de la plus respectable assemblée que nous ayons en France, au Sénat.

Le 1er juillet dernier, dans cette fameuse discussion sur l'introduction de l'homœopathie dans les hôpitaux (1), qui a soulevé tant de protestations, un ancien professeur de la Faculté de médecine de Paris, l'honorable M. Dumas, émit, dans son discours, quelques phrases que je dois relever. L'illustre sénateur dit, en effet : « Ainsi, c'est sur » l'homme bien portant que le remède est essayé, » c'est l'effet qu'il produit qui devient le réactif, » le moyen d'épreuve, le signe, et quand l'effet » est produit, on en tire cette conclusion, que » pour les malades qui présenteront les symptô- » mes qu'avait fait naître le médicament, ce médi- » cament sera le seul efficace. »

J'aurais trop beau jeu, si je voulais démontrer à M. Dumas qu'il y a bien longtemps que l'expérimentation sur l'homme sain a cours dans la science officielle; que les coryphées de l'École emploient journellement le Sulfate de quinine, la Noix vomique, l'Ipécacuanha, qui donnent : l'un, la fièvre; l'autre, la gastralgie; le troisième, la dyssenterie, pour guérir ces maladies, faisant ainsi de l'homœopathie pure, sans le vouloir ou sans le savoir; j'aime mieux achever ma citation : « *Similia simi-*

(1) Voir le *Moniteur du Dimanche*, 2 juillet 1865.

» *libus,* tout le monde comprend cette doctrine » médicale. La voilà tout entière. Cette doctrine » est un peu vieille, elle s'appelait autrefois la » Doctrine des Signatures. On disait que la Pul- » monaire était excellente pour le poumon, parce » que ses feuilles ont des taches comme celles du » poumon; que la Chélidoine convient pour les » maladies du foie, parce que son suc est jaune » comme la bile, et ainsi de suite. »

M. Dumas connaît l'article de Virey, puisqu'il cite quelques-uns de ses exemples; je ne veux pas faire à cette citation d'autre réponse que celle que j'ai déjà faite à l'article de Virey.

Mais je me permettrai de faire observer à l'illustre sénateur qu'entre la Signature et l'Homœopathie, il y a un abîme. Je n'en veux pour preuve que les trois propositions suivantes, qu'on ne peut réfuter :

1° La Signature date des premiers âges du monde. L'Homœopathie n'a guère été scientifiquement formulée qu'en l'an de grâce et de révolution 1789;

2° La Signature prend pour base le principe que les caractères physiques des plantes indiquent leurs vertus médicinales. L'Homœopathie se base sur l'expérimentation, et conclut des *effets pathogénétiques SEULS*, à l'action curative des substances;

3° La Signature ne pose que des vues générales. L'Homœopathie descend dans les plus minutieux détails.

On peut le voir, n'en déplaise à M. Dumas, la confusion est impossible.

Je n'avais donc point tort, cher Confrère, lorsque j'affirmais qu'aujourd'hui cette doctrine était profondément inconnue; en pouvait-il être autrement? Que pouvait faire la malheureuse, écrasée sous le fardeau d'épithètes telles que celles-ci : nullité, rêverie, absurdité, supposition bizarre, reste des erreurs du moyen âge, etc., etc., qui lui ont été prodiguées? Qui eût osé tenter de la faire revivre, eût prêché dans le désert.

Sans manifester cette prétention, un travailleur aussi consciencieux qu'érudit, que nous avons l'honneur de compter parmi les plus intelligents des Confrères qui viennent grossir notre phalange persécutée, l'honorable M. Imbert-Gourbeyre, a, dans ses *Lectures publiques sur l'Homœopathie*, dit, l'année dernière, quelques phrases très-vraies sur cette doctrine qu'il connaît et estime à sa juste valeur, et je m'empresse de déclarer que c'est avec la plus grande satisfaction que j'ai vu un Professeur aussi éminent parler de la Signature avec une aussi parfaite connaissance de cause. J'avoue que j'étais loin de m'attendre à un pareil témoignage, non que j'éprouvasse le moindre doute sur l'érudition de notre infatigable confrère, mais le sachant depuis si longtemps absorbé dans des études particulières, je ne pensais pas qu'il eût pu trouver le temps d'accorder une attention si soutenue à cette doctrine abandonnée.

Je ne puis résister au plaisir de transcrire ici ses principales propositions, auxquelles j'ajouterai les quelques réflexions que m'a suggérées cette lecture.

« Il faut ajouter à tout cela, la doctrine des » Signatures, dont Paracelse fut le grand fauteur. » Cette doctrine se rattache à la Cabale, et re- » monte, comme elle, aux premiers âges du » monde ; elle a toujours existé dans les croyances » populaires. Elle consistait à reconnaître la vertu » des médicaments d'après la forme extérieure.

» D'après Paracelse, les médicaments se recon- » naissent par la forme qu'ils affectent, et celui

» qui révoque ce principe en doute, dit-il, accuse » de mensonge la Divinité, dont la sagesse infinie » a imaginé les caractères extérieurs pour en » mettre l'étude plus à la portée de la faiblesse » de l'esprit humain....

» La doctrine des Signatures a longtemps occupé » la science médicale et trouvé d'ardents défen- » seurs *(et des détracteurs donc!)* Elle vit encore » dans la médecine du peuple et même dans celle » des médecins patentés. Tandis que le peuple » emploie la poule aux pieds jaunes pour les » bouillons à donner aux malades atteints de la » jaunisse, le médecin ordonne de son côté la ca- » rotte. » (Les paysans du Midi donnent pour boisson ordinaire la limonade au citron aux ictériques, ce qui est encore de la signature. « Jaune comme un citron » est l'expression consacrée pour donner l'idée de la teinte du *facies* des sujets atteints de jaunisse.)

« Il ne faut pas rire de la doctrine des Signa- » tures, continue l'honorable professeur, car si je » voulais descendre dans les détails, je vous dé- » montrerais que la thérapeutique lui doit plus » d'une découverte précieuse. »

Pourtant nous sommes en ce bon pays de France,

où l'on rit de tout; pourquoi ne pas laisser rire aussi de la Signature?

Le ridicule est une arme dangereuse, je l'avoue, mais tant de grandes vérités ont, depuis le commencement du monde jusqu'à nos jours, eu à subir des avanies bien plus terribles, tant de propagateurs d'idées nouvelles en ont été les martyrs, qu'il ne nous siérait pas de ne pas vouloir laisser à nos adversaires le droit de rire quand nous savons qu'ils ont tort. Ils se convertiront plus tard, et ce sera dès lors notre tour de rire. « *Olim meminisse juvabit*, » disait Virgile.

M. Imbert-Gourbeyre n'a pas voulu perdre un temps précieux à calculer nombre de médicaments que la science officielle doit à cette proscrite; il a eu raison, je me suis moi aussi contenté d'énoncer le fait, page 14, sans aller plus loin; les faits lui auraient répondu : *Légion*, mais aujourd'hui la majeure partie des médicaments végétaux dort dans les officines. Les médecins d'aujourd'hui ne sacrifient guère qu'aux médicaments nouveau-venus dans la science, ou à ceux apportés des contrées les plus éloignées du globe, suivant ainsi une sorte de mode. Ils ne se contentent plus même de ces puissants agents, dont l'introduction suscita contre Storck des critiques si passionnées. L'Aconit, la Ciguë, la Pomme épineuse, le Colchique, la Pulsatille, ces héros du monde végétal, ne peuvent trouver grâce qu'après avoir passé par le laboratoire du chimiste, qui les torture de mille manières pour en retirer le « principe actif, » l'Acide ou l'Alcali organique, la quintessence, autrement dit, comme au bon vieux temps de l'Alchimie.

Ces produits, dont l'usage exige de si grandes précautions, qui peuvent donner lieu à de funestes méprises, voire même à des crimes inouïs dans les annales, s'imposent au médecin qui ne marche plus qu'à la remorque de la chimie qu'il devrait dominer.

Le végétal disparaît de l'horizon thérapeutique, et rien d'étonnant si, avec lui, nous voyons sombrer le souvenir de la doctrine qui l'avait introduit.

« La doctrine des Signatures, ajoute avec beau- » coup de raison M. Imbert-Gourbeyre, n'est » qu'une face de la grande question du symbo- » lisme. Tout dans la nature est signe, langage ou » symbole. » (Ne vous semble-t-il pas entendre comme un écho lointain de cette phrase de Crollius, *n silentio naturæ, herba alloquitur medicum,* la plante parlant à l'homme?) « Tout se tient dans » le monde, depuis les types de Platon jusqu'aux » signatures du moyen âge. »

Assurément oui, tout se tient dans le monde; ce mot même, *monde,* Κοσμος, *mundus,* a toujours signifié ordre, arrangement intelligent.

Tout ce morceau est sublime, et je remercie vivement M. Imbert-Gourbeyre de l'avoir mis au jour.

Je suis, en outre, bien heureux de trouver une exception aussi brillante à la règle, peut-être un peu absolue, que j'ai émise plus haut, et si je suis dans l'erreur, en m'occupant de cette vieille doctrine, au moins ai-je l'avantage de faire fausse route en excellente compagnie.

Au risque de passer pour un incorrigible partisan de théories surannées du moyen âge, disons même le mot de Virey, pour un barbare, je crois que tout est loin d'être dit sur ce mode d'investigation; que cette doctrine proscrite n'a été jugée que sur les erreurs dues à l'excès de zèle de ses amis maladroits, sur des apparences plutôt que sur des réalités; qu'il y a lieu à en appeler du verdict qui l'a frappée. Je crois, et croirai jusqu'à ce qu'on m'ait démontré que je m'abuse (ce qui ne serait pas d'une mince difficulté), qu'elle ne constitue pas seulement une vérité thérapeutique, mais encore une question morale d'un ordre très-élevé. Je ne veux pas revendiquer pour elle une place au soleil, ce n'est pas à moi de décider si oui ou non elle y a droit aujourd'hui. Je me borne à demander pour elle le droit accordé par nos lois à tout accusé, celui de présenter sa défense. Je suis persuadé que vous ne demanderez pas mieux que de lui accorder cet acte de justice, et vais faire passer sous vos yeux les principales pièces de ce procès. Cette doctrine pourrait trouver des avocats bien plus éloquents que moi, mais je doute qu'elle en trouve de plus convaincus.

Je vais développer ses assertions les plus importantes, les soumettre au contrôle de l'expérimentation pure, et laisserai ensuite à qui de droit le soin de tirer les conclusions convenables, *et nunc judicabitur*.

CHAPITRE II

EXPOSITION DES PRINCIPES FONDAMENTAUX DE LA DOCTRINE DES SIGNATURES.

En définissant cette doctrine, j'ai dit qu'elle reposait sur ce principe que les médicaments portent en eux-mêmes le signe de leurs propriétés curatives. Ce principe paraît tellement absolu aux partisans de cette théorie, que, non contents de prétendre que nous n'avons qu'à y regarder attentivement pour nous en convaincre, et partant de cette croyance que le Créateur a tout fait dans un but parfaitement défini, ils professent l'opinion que cette similitude est l'expression d'une des grandes lois de la nature, un témoignage manifeste de la sagesse divine. C'est ainsi que Paracelse déclare impie celui qui nierait ce principe.

Porta revient, à plusieurs reprises, sur le même thème, et dit, entre autres choses :

« *Nil temerè confectum, sed omnia cum ratione... Sic arguta naturæ solertia suis rerum similitudinibus, breviter et perspicuè patefacit omnibus...* »

Crollius abonde dans le même sens, quand, amplifiant la première de ces deux phrases, il dit : « *Nil temerè et frustrà, in plantarum familiâ confectum est, sed ordinatis causis, accurato numero, tempore et locis opportunis...,* » et quand il dit : « *Omnes herbæ sunt libri et signa ab immensâ Dei misericordiâ communicata.* » Et M. Teste, qui ne me paraît point connaître ces écrivains, croit fermement à cette loi, qu'il pense avoir découverte. Il disait, en effet, dans le mémoire qu'il lut au Congrès médical homœopathique de 1856 : «... Les végétaux, enfin, ont une patrie, et, de là, les manifestations spéciales, en ce qui les concerne, de la grande loi toute providentielle que j'ai la certitude d'entrevoir.... C'est dans les lieux où règnent épidémiquement certaines affections.... que se rencontrent les produits de la nature les plus aptes à les guérir, etc., etc. »

Pour les Anciens, les médicaments pouvaient offrir de la similitude :

1° Avec nos solides; 2° avec nos liquides; 3° avec nos symptômes morbides *(qualitatum externarum corruptio, excretorum vitia)*. Ils ajoutaient à ces trois ordres de considérations les rapports de lieux et de temps dont parle M. Teste.

En d'autres termes, ils prétendaient : 1° que les végétaux peuvent représenter quelqu'un de nos organes, et qu'alors ils conviennent dans les affections de ces organes;

2° Que le suc de quelques-uns rappelle la couleur de nos fluides, et que ceux-là conviennent contre les flux, les rétentions ou les altérations de ces fluides;

3° Que certains autres offrent de l'analogie avec quelques symptômes de nos maladies, et qu'ils doivent être utiles contre ces symptômes, et, par suite, aptes à guérir les affections où ils se manifestent;

4° Ayant, en outre, observé que certaines plantes ne croissent spécialement que dans des localités où règnent quelques maladies endémiques ou épidémiques, ils avaient cru devoir en conclure que ces végétaux avaient été placés là tout exprès pour combattre ces maladies;

5° Enfin, de ce que les plantes ont des époques fixes pour fleurir, fructifier, et qu'en outre il est des maladies qui ne se développent guère qu'à telle ou telle saison, il leur avait paru logique de supposer qu'il fallait employer, pour combattre les maladies de telle ou telle saison, les plantes qui ont l'habitude de fleurir vers le même temps.

Quoique fort importantes, ces deux dernières données qu'a, je le répète, entrevu M. Teste, ne le sont pas à l'égal des autres, la dernière surtout, et, pour le prouver, je ne prendrai que les exemples que M. Teste a lui-même choisis, et qui, chacun, offrent ces deux ordres d'indications :

« L'Aconit, dit-il, fleurit en mai, sur les montagnes... Il convient aux maladies inflammatoires, » auxquelles les montagnards sont très-sujets.

» La Douce-amère habite les lieux humides... » Elle convient aux affections causées par l'impression du froid humide. »

Mais ne croît-il que de l'Aconit, en mai, sur les montagnes, et de la Douce-amère dans les lieux humides? D'un autre côté, les montagnards ne sont-ils sujets qu'aux inflammations, ne prend-on que des refroidissements dans les lieux humides? Poser ces questions, c'est les résoudre.

Il nous faut des indications plus précises, mais il ne faut pas néanmoins négliger celles-ci :

A ces cinq éléments fondamentaux de la doctrine des Signatures, je crois devoir en ajouter un sixième, que je n'ai encore vu formulé nulle part, qui m'est par conséquent spécial, ce dont je suis loin de vouloir tirer vanité, mais que je n'hésite pas à regarder comme tout aussi important que chacun des autres, vu le nombre de preuves que j'ai à son appui. Je veux dire : La similitude avec le mode de propagation. Je m'explique.

La plupart des plantes sont hermaphrodites, c'est-à-dire se reproduisent d'elles-mêmes. La majorité de nos maladies est spontanée. Mais à cette règle il y a une exception. Dans le règne végétal, certaines espèces ont les sexes séparés, et ne se reproduisent que par le rapprochement des éléments fécondants. En nosologie, il y a des maladies qui ne se développent que par contagion, contact d'un sujet infecté. Si on isolait les deux sexes chez les plantes dioïques, l'espèce se perdrait; si on parvenait à éloigner de la société tous les porteurs de maladies contagieuses, elles disparaîtraient aussi (ce qui ne serait pas un médiocre avantage).

De ces rapprochements, et de quelques autres faits sur lesquels je reviendrai bientôt, j'ai cru devoir conclure que les plantes à sexes séparés conviennent aux MALADIES CONTAGIEUSES.

Ces préliminaires posés, nous devons chercher maintenant si nous pourrons, à leur aide, parvenir à découvrir les propriétés principales d'un médicament.

Porta, dont l'ouvrage est didactique, nous donne la voie la plus simple et la plus logique pour arriver à ce résultat.

Il faut prendre le végétal entre ses mains, dit-il, et examiner toutes ses parties, l'une après l'autre, avec le plus grand soin, — puis s'enquérir de son site, de l'époque de sa floraison, de sa durée, etc., etc. En un mot nous devons, pour arriver à reconnaître *de visu* les propriétés curatives d'une plante, procéder comme lorsque nous voulons déterminer le nom d'une maladie nouvelle et lui assigner une place dans le cadre nosologique.

La Séméiotique nous recommande de nous enq uérir des causes, des symptômes, deslésions, etc., etc. De même, nous ne devons laisser passer, sans l'interroger, aucun caractère physique ou physiologique du végétal. Mais, pour avoir des données exactes, de même que pour avoir des médicaments actifs et toujours identiques dans leurs effets, il est absolument indispensable de ne prendre que des plantes *croissant en liberté sur le terrain qui leur est propice*, car, comme chacun le sait, la culture non-seulement change parfois entièrement les qualités physiques des végétaux, mais altère aussi très-notablement leurs propriétés médicinales.

Pourtant, dans cette étude, il ne faut pas analyser la plante à la manière des botanistes, faire son anatomie descriptive, compter le nombre de pétales, de sépales, d'étamines, leur longueur, leur position par rapport au pistil, etc., etc.; nous devons nous borner à l'anatomie et à la physiologie générales.

Un point très-essentiel, c'est de nous borner à lire dans ce grand livre de la nature, de ne pas chercher à plier le texte à nos idées préconçues, à nos préoccupations systématiques, car c'est l'écueil où sont venus sombrer tous les Anciens.

Abreuvés des doctrines cabalistiques, il leur arrivait souvent de ne regarder la nature qu'à travers ce prisme. Ainsi, Pythagore et Columelle regardaient les étoiles comme les fleurs du firmament. Et dès lors comment n'y aurait-il pas eu de sympathies entre ces fleurs d'en haut et celles d'en bas, il n'en pouvait être autrement, et les Anciens y avaient une foi aveugle. Pour se reconnaître en ce dédale, et savoir à quel astre telle fleur était sympathique, la similitude jouait le principal rôle. La couleur de la lumière de l'astre et celle de la fleur établissaient la relation. La plante tenait toutes ses propriétés de cette sympathie, qui s'exerçait dans un cône ayant pour base la circonférence de l'étoile, et pour sommet la fleur! Pour les plantes influencées par Saturne, le champ à parcourir n'était pas médiocre. Tout cela était fort ingénieux. Voyons les applications :

D'après les calculs des astrologues, dit Porta, que je traduis presque littéralement, le soleil, source de chaleur pour notre monde, a pour analogue le cœur, qui remplit le même office chez l'homme; les plantes à fleurs jaunes, l'Hélianthus surtout, cette image du soleil, sont cordiales. (Lib. VIII, cap. I.)

La lune influe sur le cerveau, témoin les attaques d'épilepsie et les convulsions déterminées vers la pleine et la nouvelle lune, par la présence des vers dans les intestins; les plantes à fleurs blanches agissent sur le cerveau. (*Ibid.*, cap. III.)

Mars nous envoie une lumière rutilante comme celle d'un charbon ardent, il agit sur le sang, et, par suite, sur le foie son officine. (N'oublions pas que la circulation n'était pas connue au temps de Porta.) Les plantes rouges conviennent au foie. (*Ibid.*, cap. IV.)

Saturne a une lumière pâle, livide, il correspond à la rate. (Je voudrais bien savoir pourquoi.) Les plantes bleues, livides, blanchâtres, guérissent les maladies de la rate. (*Ibid.*, cap. VI.)

Mercure, dont la lumière est variable, tient sous sa dépendance la mémoire et l'éloquence. Les plantes à fleurs, de couleurs variées, réconfortent la mémoire, etc., etc. (*Ibid.*, cap. VII.)

A tout ceci, nous devons ajouter les erreurs énormes auxquelles les théories des quatre humeurs et des quatre éléments condamnaient fatalement les anciens. Et ce n'est pas encore tout, les partisans de la doctrine des Signatures ne se bornaient pas à la chercher dans le champ pourtant bien vaste que leur offrait le règne végétal, ils la poursuivaient dans le règne animal et dans le règne minéral. Celui-ci même leur paraissait mériter les plus grands égards, et Porta nous en donne la raison : « *Quia mineralia non putrescunt.* » Et cette raison est peut-être la cause qui fit que l'alchimie attira vers elle tant et de si fortes têtes. Ces puritains se passionnaient pour les incorruptibles, peut-être.

Quoi qu'il en soit, pour trouver la Signature dans le règne animal, on suivait la même voie que pour les végétaux. — La couleur du pelage, l'habitation, les mœurs, et même les diverses manières d'être des animaux, tout, jusqu'à leurs maladies, était soigneusement interrogé et devenait signe.

Ainsi, les animaux à peau blanche avaient des propriétés analogues à celles des plantes blanches : ceux à peau noire, à celles des plantes noires ; les jaunes, à celles des plantes jaunes, etc. (Cette indication peut, vous en conviendrez aisément, induire en erreur assez souvent, attendu qu'il n'y a guère d'espèces où la couleur de la robe soit bien fixe.) Ceux qui habitent dans les lieux humides, dans les fleuves, sur les montagnes, dans les plaines, etc., étaient censés avoir les mêmes vertus que les plantes naissant dans ces mêmes lieux. Ceux qui ont de grandes oreilles, comme le lièvre, l'âne, devaient guérir la surdité. Les indociles rendaient opiniâtre, tandis que les doux calmaient les tempéraments colériques. Ceux qui ont une forte voix devaient guérir l'aphonie, et ceux qui voient pendant la nuit étaient excellents contre la nyctalopie, etc., etc.

Des indications de ce genre, et une foule d'autres, sont consignées çà et là dans l'œuvre de Porta, mais surtout dans ses cinquième, sixième et septième livres.

Sans aller tout aussi loin, peut-être, les homœoméristes supposaient que les diverses parties du corps d'un animal devaient spécialement nourrir la partie correspondante du corps humain, ce qui compliquerait énormément la question de l'alimentation. Pour nourrir convenablement, en effet, toutes les parties d'un homme, il faudrait que celui-ci dévorât un animal tout entier, sans quoi tel ou tel organe pourrait jeûner; malgré cette quasi impossibilité, le système a vécu quelque temps, et c'est à lui que nous devons une foule de bonnes préparations culinaires, comme les pâtés de foies, que les truffes ne rendent pas plus mauvais, et des recettes absurdes comme celles où l'on faisait entrer la râclure de crâne humain et l'ongle d'élan contre l'épilepsie (le crâne parce que l'épilepsie était regardée comme une maladie du cerveau, l'élan parce qu'il est sujet à ce mal affreux). Le foie de loup, le poumon de renard, qui est fort utile dans les maladies du poumon, d'aprés Crollius, qui conseille, en outre, le priape de cerf contre l'atonie *(quia horum animalium natura est luxuriosa)*; la vessie de bœuf contre toutes les maladies de la vessie, lés lombrics terrestres contre les ascarides lombricoïdes, etc., etc., la corne de cerf, le sang de bouquetin, le sang et l'urine de l'homme, la graisse dite de chrétien (ce qui ferait supposer que celle d'israélite ne vaudrait rien, etc., etc.).

Et il ne faut pas croire que tout cela soit complétement oublié. On trouve de nos jours, dans les matières médicales et les formulaires, des préparations de corne de cerf, de blanc de baleine, de castoreum, de musc, d'ambre, de civette et autres, dont la plus agréable au goût et à l'odorat n'est certes pas l'huile de foie de morue.

Le sirop de mou de veau n'est-il pas tous les jours préconisé contre les maladies de poitrine, à la quatrième page de tous les journaux? Et si nous n'employons plus le sang de bouquetin, qui est d'ailleurs trop rare, combien de malades ne voit-on pas aller dans les abattoirs, une tasse à la main, boire du sang de veau tout fumant? Que ne prennent-ils du sang de bœuf? Ce serait peut-être plus... fort! Ce n'est pas seulement la matière médicale officielle qui prescrit des substances animales, nous en employons parfois nous-mêmes, mais je ne crois pas que la question de la Signature soit pour quelque chose dans leur emploi.

Il n'est pas jusqu'aux excréments du chien qui n'aient été prescrits. On leur donnait le nom d'*Album græcum*, et Libavius nous enseigne la meilleure manière de les préparer et conserver. Ettmuller et Paullini ont longuement décrit leurs propriétés. On employait aussi ceux du rat, sous le nom assez hétéroclite d'*Album nigrum*. Ne rions pas trop des Anciens, nous trouvons dans la *Matière médicale* de MM. Trousseau et Pidoux, un médicament du nom scientifique de *Hirax capensis*, qui n'est autre chose, paraît-il, que la matière fécale d'une espèce de rat, le Desman, mais elle vient du cap de Bonne-Espérance. C'est déjà quelque chose.

Il était plus difficile de trouver la Signature

dans le règne minéral, aussi ne la cherchait-on guère que dans les pierres précieuses, celles-ci offrant une plus grande variété de couleurs que les métaux connus alors.

Les rubis, la pierre hématite, le corail, avaient les propriétés des plantes à fleurs rouges. L'Émeraude, celles des fleurs vertes; la topaze, l'ambre jaune, celles des plantes jaunes; le jais, celles des noires, etc., etc.

Mais les astrologues et les alchimistes voulurent la chercher quand même dans les métaux; et comme rien ne les embarrassait, ils leur attribuèrent les propriétés des plantes qu'ils regardaient comme étant influencées par les mêmes astres, à cause de la similitude de leur couleur.

Ainsi l'or *(rex metallorum, Sol)*, qui a la couleur du soleil, devait être influencé par lui, et, par suite, d'après la raison que j'en ai donnée, page 51, être le cordial par excellence. Et, sur cette donnée, les alchimistes, sachant d'abord, d'après l'axiome scholastique, que les corps n'agissent que s'ils sont solubles, et ensuite que l'or est le métal le plus rebelle aux agents dissolvants, le torturèrent de mille façons pour le rendre potable, sans trop pouvoir y arriver.

L'argent *(Luna)*, ayant la couleur de la lune, dépendait de cette planète comme les fleurs blanches. Le cuivre appartenait à Vénus; le fer, à Mars; le plomb, à Saturne; l'argent vif, à Mercure; l'étain, à Jupiter, etc., etc.

Toutes ces rêveries sont passées de mode, et ce n'est pas trop tôt. Métaux, pierreries, animaux, doivent être en dehors de cette étude, que les végétaux rendent assez étendue et fort intéressante. Mais de ce que je m'attache uniquement au règne végétal, il ne faudrait pas conclure que je veuille proscrire de la thérapeutique les précieux agents que les autres nous fournissent; cette intention est fort loin de moi. Je n'écris pas un traité de matière médicale. Je ne vois ni favoris ni parias dans ce qui nous entoure; mais, m'occupant uniquement de la doctrine des Signatures, voyant qu'elle ne peut s'appliquer avec fruit qu'aux végétaux, je désire la maintenir sur son véritable terrain.

Si je m'occupe aujourd'hui de cette doctrine abandonnée, ce n'est pas de parti pris, ni pour le bon plaisir d'exalter les anciens au détriment des modernes; je n'ai point envie de me singulariser, encore moins affecté-je la ridicule prétention de me poser en émule de Caton, me déclarant pour les vaincus, envers et contre tous. Je cherche l'utile partout où il peut être, je crois que cette doctrine, pour laquelle je reconnais que j'ai un faible, peut nous servir encore, et après avoir, je puis le dire sans forfanterie, longtemps et mûrement réfléchi sur ce sujet, j'ai été forcé d'admettre qu'elle reposait sur une base vraie, que ses partisans avaient souvent dépassé ses limites, mais que, renfermée dans son cadre normal, elle était admissible au triple point de vue de la foi, du raisonnement et de l'expérience.

En notre époque matérialiste et sceptique, s'occuper de savoir si une question de médicament a quelque chose à démêler avec la foi, pourra paraître assez rétrograde à certains esprits soi-disant progressistes; on risque d'être accusé de mêler le profane et le sacré, je n'en veux pour preuve que ce que dit, dans son dernier ouvrage, le savant M. Cl. Bernard (*Introduction à l'Étude de la médecine expérimentale*, page 76) : « La » médecine est encore dans les ténèbres de l'em» pirisme, et elle subit les conséquences de son » état *arriéré*. On la voit encore plus ou moins » mêlée à la religion et au surnaturel. Le mer-

» veilleux et la superstition y jouent un grand » rôle... La personnalité médicale est placée au-» dessus de la science par les médecins eux-mê-» mes. Ils cherchent leurs autorités dans la tradi-» tion, dans les doctrines et dans le tact médical. »

Eh bien ! n'en déplaise au savant professeur du collége de France, je persiste à croire que ce ne peut être ailleurs que dans la tradition que nous devons chercher nos autorités. L'art de guérir n'est pas aussi profane qu'on pourrait le croire ; tous ceux qui voudront bien réfléchir à ceci, que l'homme n'apparut sur ce globe que lorsque tout fut de longue main préparé pour le recevoir, que la nourriture et le vêtement, ces deux choses indispensables, lui étaient acquises, et que, pour se les procurer, il avait reçu l'intelligence, et ce chef-d'œuvre de mécanique que nous appelons la main, seront de mon avis, je le pense.

Mais ce n'était pas tout que d'être prémuni contre le froid et la faim, l'homme a d'autres nécessités. Il doit être en lutte perpétuelle contre les éléments, et par là il est exposé à une multitude de causes destructives dont le résultat inévitable est de produire tôt ou tard chez lui la maladie, ce triste lot de notre pauvre espèce.

qui arrachait à Job cette plainte amère : « *Homo* » *natus de muliere, brevi vivens tempore, multis* » *adimpletur miseriis.* » (Cap. XIV, v. 1.)

Ces variations atmosphériques, qui peuvent nous devenir funestes, entrent sans doute dans le plan assigné par le Créateur aux évolutions de notre planète, plan que nous ne pénétrerons probablement jamais, et bon gré, malgré, nous devons les subir. Et même ces causes morbides sont loin d'être les seules ; mais si nous voulons bien y regarder, nous trouverons que le Souverain Maître a tout prévu, qu'il ne nous a pas laissés sans défense contre toutes ces causes de destruction. Sa bonté infinie a créé à cet effet le remède et le médecin : « *Altissimus creavit de terrâ medi-* » *camina, et vir sapiens non abhorrebit illa.* » (Eccl., XXXVIII, v. 1.) *Honora medicum, etenim* » *propter necessitatem creavit illum Altissimus.* » (*Ibid.*, v. 4.) Et pour nous en tenir au seul règne végétal, quelle innombrable quantité de remèdes ne nous offre-t-il pas partout et toujours?

Des régions glacées du pôle aux feux de l'Équateur, au sommet des montagnes comme au fond des vallées, sur les grèves arides, au désert, pendant la canicule aussi bien qu'au cœur de l'hiver, pourvu que les conditions physiques indispensables à l'existence de l'homme se trouvent réunies, on peut être sûr de trouver sous ses pas quelque plante qui semblera nous dire : Tu peux aller où tu voudras, tu n'es pas seul, le Créateur ne t'abandonnera point.

Mais ce n'est pas tout : les conditions de la vie varient avec les climats, les saisons, l'élévation au-dessus du niveau de la mer, etc., et nous voyons qu'à chaque climat, à chaque région, appartiennent une faune et une flore particulières; qu'à chaque saison fleurissent des végétaux différents. Tout le monde est d'accord sur ce point. Il y a plus encore (et ceci est le point qui a toujours paru le plus important aux partisans de la Signature), pour peu qu'on ait examiné de près le règne végétal, on est frappé de ce fait que certaines fleurs, feuilles, certains fruits, etc., offrent une analogie assez grande avec quelques-uns de nos organes; que le suc de certaines plantes rappelle la couleur de nos fluides, le sang, la bile, le lait, etc.; que telles autres sont particulières à une localité où règne quelque mal endémique, etc., etc.; et rien n'empêche de se demander pourquoi ces coïncidences. Les partisans de la Signature nous donnent la réponse que j'ai citée plus haut, et je crois qu'ils ont raison.

Mais, m'a-t-on objecté, ces ressemblances sont très-grossières, et le hasard peut y être pour beaucoup. J'ignore si vous serez de mon avis, cher Confrère, mais j'ai toujours répondu qu'il était fort peu important, pourvu que cette similitude existât, qu'elle fût plus ou moins grossière. Je ne vois pas pourquoi le Créateur aurait eu besoin de peindre comme Raphaël, ou de sculpter comme Michel-Ange pour se faire comprendre de nous. Il suffit qu'une chose tombe sous les sens, la pureté des lignes ou la richesse des tons n'y fait rien. Pour ce qui est du hasard, c'est autre chose. Je ne crois pas que cet être hypothétique, ce vain mot, ait pu présider à l'arrangement de quoi que ce soit en ce monde.

Je ne vois aucune absurdité dans cette supposition, qu'une plante offrant quelque ressemblance avec un organe puisse agir sur lui, ni dans toutes les autres émises par les partisans de la Signature; je ne sache pas que vous ayez émis votre opinion sur ce sujet, mais je crois que ce qui choquerait votre raison, au moins autant que la mienne, serait de voir, par exemple, un fruit représentant un cœur, agir spécialement sur l'oreille, une fleur représentant un œil être spécifique dans les maladies du foie, une plante dont le suc est laiteux, convenir contre les hémorrhagies, une autre fleurissant en décembre ou au sommet d'une montagne, guérir la dyssenterie de l'été ou les fièvres contractées dans le voisinage des marais salants!

Je ne puis croire que Dieu nous ait départi un peu d'intelligence pour s'en jouer ainsi. Je le répète, ce qui satisfait beaucoup mieux la raison, c'est la pensée que tout a été créé dans un but utile, et que, pour rendre cette utilité notoire, chaque chose a reçu son signe spécial, et qu'en outre, tout a été mis à notre portée en temps et lieu. J'admets, avec l'auteur de la *Sagesse*, que tout a été fait avec intelligence. Et mon épigraphe l'atteste. Après tout, puisque certaines gens font peu de cas de la foi et de la raison, et ne s'inclinent que devant les arrêts de l'expérience, on peut encore les satisfaire. Les faits viennent, avec leur brutalité ordinaire, donner une troisième sanction à cette doctrine. Comme cette vérification peut seule lever tous les doutes, je dois m'y appesantir; seulement, pour ne pas excéder de justes limites, je ne prendrai, parmi le nombre presque incalculable de remèdes proposés par les partisans de la Signature, que ceux qui sont le plus généralement connus; on comprendra même que je ne prenne pas tous ces exemples sous ma responsabilité, attendu que les auteurs ont pu parfois mal observer, être entraînés, soit par déférence pour les Anciens, ce qui arrive trop souvent, soit par tout autre motif, vers quelques erreurs que nous devons abandonner; enfin, et cette raison est capitale, à leur époque, la botanique était encore dans les langes, et beaucoup de plantes ayant changé de nom, celui sous lequel elles étaient désignées autrefois peut nous induire en erreur aujourd'hui.

Ils professaient en outre, à l'endroit de certaines plantes, des idées complétement fausses; pour s'en convaincre, on n'a qu'à lire, entre tant d'autres, l'histoire de la Pivoine. Il est de toute nécessité de laisser bien loin tout ce fatras anti-scientifique.

Parmi les nombreux auteurs qui se sont occupés de cette doctrine, je ne citerai guère que Porta, qui les résume presque tous dans son œuvre, et Crollius, qui a parfois ajouté des indications fort importantes à celles de son prédécesseur. Je n'ai pas besoin de répéter que je ne m'occuperai pas, chez eux, de ce qui est entaché de cabale, d'alchimie, etc., pour ne m'attacher qu'à ce qui a trait aux plantes.

Pour démontrer par des faits évidents, indiscutables, la vérité de cette doctrine, je chercherai les réponses dans la matière médicale homœopathique ; non que je veuille faire acte de partialité en m'adressant à cette doctrine, nouvelle encore, plutôt qu'à celles qui ont cours dans les écoles, mais seulement parce que, seule jusqu'à ce jour, cette doctrine, à l'aide de son double criterium, l'expérimentation sur l'homme sain et la vérification clinique, basée sur la loi de similitude, peut nous offrir des données exactes sur les propriétés des médicaments.

Pas un de ses adeptes ne mettra mes affirmations en doute, et je pose en fait que, si ceux qui la dénigrent voulaient se donner la peine de les vérifier, ils seraient forcés d'en reconnaître la justesse.

Mais je serai parfois obligé de me passer des assertions de Hahnemann et de ses disciples, et de chercher mes preuves ailleurs. Vous savez pourquoi, cher Confrère. Le Fondateur de l'homœopathie était beaucoup plus chimiste que botaniste, et, sous le rapport des médicaments végétaux, la matière médicale pure est assez pauvre. Sur près de cent médicaments qu'il a expérimentés, Hahnemann a bien étudié quarante produits chimiques, sans compter les charbons, l'aimant et les matières animales. Ses disciples ont suivi la même voie, et aujourd'hui nous avons environ cent trente préparations chimiques sur près de deux cents végétaux.

Deux cents végétaux ! y pensez-vous ? me diront les personnes qui se rappellent le discours de M. Dupin sur l'homœopathie (séance du Sénat, 2 juillet 1865), mais vous n'employez que des minéraux et des poisons !

Il est vrai que cette phrase de M. Dupin : « Est-ce qu'il y a deux espèces de botanique ou » d'histoire naturelle pour connaître les propriétés » des plantes, ou (pour rentrer dans le sujet de » la pétition), les propriétés des métaux et des » poisons? » Cette phrase, dis-je, le laisse parfaitement conjecturer.

Mais, malgré toute la déférence due au talent de l'éminent procureur général, on peut dire que son opinion, sur une question de thérapeutique, n'est pas article de foi. On voit que le terrain sur lequel cette discussion l'a placé est loin de lui être familier, on peut même dire que cette phrase est une des plus malheureuses que l'illustre sénateur ait émises. De quelque côté qu'on la retourne, en effet, on trouve à y redire.

Qu'est-ce d'abord qu'un poison? C'est une substance qui, introduite en petite quantité dans l'économie animale, occasionne la mort.

Une substance quelconque, les dictionnaires ne sont pas plus explicites, ce qui signifie que les poisons peuvent être pris dans tous les règnes de la nature. Eh bien! M. Dupin ne les met ni dans les plantes, ni dans les métaux. Il faudrait alors les chercher ou dans le règne animal ou chez l'homme, et même dans ces deux cas nous n'avons pas le monopole de ces substances; les inoculations des virus ont pris naissance dans l'École officielle. D'un autre côté, il n'est besoin, pour étudier *les propriétés des plantes, des métaux et des poisons*, ni de la botanique, ni de l'histoire naturelle (dont la botanique n'est qu'une branche, comme la minéralogie, la zoologie), mais seulement de la matière médicale et de la toxicologie, qui sont des sciences très-distinctes de l'histoire naturelle.

Un vieux procureur général n'est point sans savoir tout le parti qu'on peut tirer d'une réticence ou d'un mot habilement placé. M. Dupin le sait aussi bien que personne, et n'a pas voulu se priver d'en profiter dans la circonstance ; ce mot terrible, *les poisons*, l'a admirablement servi. Les poisons ! que de souvenirs émouvants, que de drames horribles, que de personnages lugubres, depuis la magicienne Circé jusqu'à René le Florentin, ce seul mot ne remet-il pas en mémoire ? Ne croit-on pas entendre retentir cette parole de Bossuet : « Madame se meurt, Madame est morte ! » Le frisson vous gagne !

Toutefois, on ne peut s'empêcher de trouver une contradiction entre les deux champions qui combattaient l'homœopathie. M. Dumas, qui pourtant est fort compétent pour tout ce qui concerne les poisons, n'a nullement prononcé ce mot, et il s'est borné à ridiculiser la pathogénésie de la vulgaire Camomille, dont la plupart des gens ont au moins bu quelque tasse dans leur vie, sans s'en trouver trop mal. Pour lui, la dose habituelle des médicaments homœopathiques est une quantité ultra-microscopique, un atome, noyé dans un vase capable de contenir des soleils. Pour un lecteur attentif, ces deux opinions si diamétralement opposées paraissent, comme elles le sont d'ailleurs, inconciliables, ce qui le laisse assez perplexe. D'après l'une, la posologie homœopathique est un leurre; le médecin qui l'emploie, un fourbe, dupant ses malades en ayant l'air de les traiter. D'après l'autre, cette même posologie est criminelle au premier chef, et le médecin homœopathe abuse de son diplôme, joue avec ce qu'il y a de plus sacré dans ce monde, la vie des malades, et les gorge de poisons.

Qui croire? Chacune de ces opinions étant émise par un personnage très-éminent, on n'en sait trop rien. Mais je ne veux pas inutilement prolonger cette digression, et reviens à mon sujet. Je disais que, pour démontrer expérimentalement la vérité de la doctrine des Signatures, je ne pourrais pas toujours m'appuyer sur la puissante autorité de Hahnemann ou de ses disciples; je m'adresserai alors à Murray, ce savant compilateur, dont l'ouvrage, pourtant si précieux, est généralement inconnu des praticiens, ce qui s'explique peut-être, parce qu'il est en latin et que sa lecture est fort aride, mais qui, pour moi, fait autorité dans la science, vu qu'il n'a guère avancé que des faits parfaitement exacts, consacrés par la tradition, et qu'il les a souvent contrôlés par sa propre expérience.

Enfin, dans des cas tout à fait exceptionnels, ne trouvant, dans aucun de ces auteurs, d'études sur quelques médicaments, je demanderai des solutions à l'École officielle. Ne lui en déplaise, elle me donnera pleine satisfaction.

Je suis fort loin d'être de ceux qui se rendent à la première sommation, surtout en fait de questions épineuses; je ne me laisse pas facilement entraîner, j'ai toujours présent à la mémoire l'axiome « *Experientia fallax* » du Père de la Médecine, et j'ai besoin d'une foule de preuves solides pour accorder ma confiance. Je vous sais tout aussi difficile, mon cher Confrère, mais je ne désespère pas de vous gagner à ma cause, si vous voulez me suivre sur ce terrain de l'expérience, où je vais maintenant conduire la Signature.

CHAPITRE III

DÉMONSTRATION EXPÉRIMENTALE DE LA VÉRITÉ DES ASSERTIONS ÉMISES PAR LES PARTISANS DE LA SIGNATURE.

Pour exposer convenablement les principales indications formulées par les partisans de cette doctrine, je crois devoir les grouper méthodiquement en catégories, correspondant chacune à une de ses propositions fondamentales. Cette manière de procéder aura l'avantage d'éviter une foule de redites, de permettre de tout passer en revue, sans réunir des choses disparates; enfin, si je ne m'abuse, d'unir la clarté à la brièveté.

Dans le premier paragraphe, correspondant aux indications fournies par la similitude avec nos solides, j'étudierai, suivant l'ordre « *à capite ad* » *calcem*, » les plantes qui simulent quelqu'un de nos organes.

Dans le deuxième, celles dont la couleur se

rapproche de la couleur de nos fluides, normaux ou pathologiques, sang, bile, urine, lait, mucus, pus.

Dans le troisième, celles qui rappellent quelque symptôme morbide.

Dans le quatrième, je rechercherai les indications que peut fournir le lieu d'origine des plantes.

Dans le cinquième, celles fournies par l'époque, la durée, etc., de la floraison, de la fructification.

Enfin, je consacrerai le sixième à ce genre de similitude qui, je crois, existe entre le mode de reproduction des plantes et le mode de transmission de nos maladies.

§ Ier. SIMILITUDE AVEC NOS SOLIDES

PLANTES REPRÉSENTANT QUELQU'UN DE NOS ORGANES

A. — La Tête.

Quæ caput repræsentant, ad cerebrum et capitis vitia, valent. — La Noix commune, *Nux juglans*, a été recommandée par Crollius, en ces termes : « *Confortat caput et cerebrum potenter.* » Son analogie avec la tête est frappante : Son écorce extérieure simule le péricrâne ; sa partie ligneuse, la boîte crânienne; sa membrane fibreuse interne, la dure-mère; son amande, le cerveau avec ses circonvolutions et ses deux hémisphères séparés par une cloison, et au-dessous, le cervelet.

Murray, *Apparat. medic.* I, page 87, lui reconnaît une action pernicieuse sur le cerveau. Son odeur même, dit-il, provoque la céphalalgie : « *Halitibus suis, dolores capitis excitat.* »

L'École homœopathique autrichienne l'a expérimentée, et, dans le résumé de sa pathogénésie, que M. Jahr a publié dans son Manuel, on trouve entre autres, les symptômes suivants :

Pesanteur dans la tête. — Mal de tête, surtout du côté gauche. — Chaleur brûlante à la tête. — Vertiges de diverses sortes.

Cette pathogénésie est incomplète, mais ce que nous en avons indique bien clairement l'action de cette substance sur la tête.

Le Pavot, *Papaver somniferum*, a une capsule qui rappelle un peu la forme de la tête, et, sur cette donnée, Pline recommandait ce remède contre les affections céphaliques. Porta se range à son avis. Crollius est aussi assez explicite à ce sujet : « *Repræsentat caput et cerebrum, ideo in* » *multis capitis affectibus utiliter exhibetur,* » dit-il.

Ce médicament est trop connu pour que j'aie besoin d'ajouter d'autres témoignages à ceux-ci.

B. — Les Yeux.

....*Flores quæ oculorum speciem repræsentant, eorum vitiis mederi*, etc. (Porta III, p. 39.)

Dioscoride recommandait contre les ophthalmies, le *Buphthalmum*, dont se moque Virey.

Porta vante, à cet effet, l'*Aster atticus*, l'Argémone, l'Anémone, l'Aconit, mais surtout la Rose, qui, d'après lui, représente l'œil à tel point que les poëtes appellent la rose, l'*Œil de la terre*.

Il la recommande contre les ophthalmies en général, l'épiphora, mais de préférence contre le ptérygion, par les considérations suivantes :

« *Foliorum partes candidæ, ungues vocantur, ab* » *humanorum unguium facie, oculorum unguibus,* » *quas Græci vocant* πτεριγιον, *præstant.* »

Nous vivons dans un temps où la Signature est bien dédaignée, mais l'*Eau de roses* est, pour nos oculistes, l'excipient obligé de la majeure partie des collyres. Je voudrais bien savoir si les idées de Porta ne seraient pas pour quelque chose dans cette pratique si répandue.

Crollius recommande, en outre, la Scabieuse et la Potentille; mais les genres *Scabiosa* et *Potentilla* renferment plusieurs variétés; l'auteur n'en ayant désigné aucune, l'indication est trop vague. Plus loin il mentionne plus spécialement l'*Euphrasia officinalis*.

Murray, III, 93, dit, à propos de l'*Anemone pratensis* : « *Experimentis in variis affectionibus* » *chronicis, hâc stirpe instituendis.... Storckius* » *expertus in proprio oculo... felix experimentorum* » *successus, specificam quandam vim in oculorum* » *morbis... persuasit. — Pertinet amaurosis.* »

La pratique homœopathique n'a-t-elle pas donné raison à cette doctrine? L'Aconit et l'Euphraise ne sont-ils pas tous les jours employés avec succès contre les ophthalmies?

C. — Les Oreilles.

Crollius est à peu près le seul qui en ait parlé sérieusement; il propose l'*Asarum Europæum* à cause de la forme de ses feuilles, laquelle forme lui a valu son nom vulgaire d'*Oreille d'homme*. « *Auditum et memoriam plurimum confortat*, » dit-il.

Hahnemann, dans sa *Pathogénésie* (Mat. med., I, 477-478), lui attribue, entre autres symptômes, ceux compris entre les n°s 55 et 70, qui, tous, me semblent d'accord avec les données de la Signature, et dont les plus saillants sont ceux-ci : « Douleur à l'orifice du conduit auditif. Dureté » de l'ouïe comme par obstruction du conduit » auditif. »

D. — Le Nez.

Crollius dit que la feuille du *Menthastrum aquaticum* (notre *Mentha aquatica*), représente un nez, et la dit spécifique dans la perte de l'odorat. C'est possible, mais cette analogie est trop éloignée pour que j'y insiste.

E. — Les Dents.

Plantæ dentatæ, dentibus et dentationi præstant. (Porta, III, 41.)

Cet auteur recommande la Dentaire, la Grenade, la Pomme de pin.

Crollius ajoute à ces plantes la Jusquiame, dont les fleurs représentent assez une molaire. « *Dentium dolores efficacissimè sistit,* » dit-il.

Murray dit que la décoction de racine de Jusquiame est excellente contre l'odontalgie.

Hahnemann (Mat. med., II, 503), lui reconnaît les symptômes suivants : Branlement des dents, douleurs pulsatives et déchirantes dans les dents, sensation de vacillement des dents. (J'ai eu deux fois occasion d'appliquer la Jusquiame dans une névralgie de la tête où ce symptôme était très-prononcé, et chaque fois, la névralgie et ce symptôme, ont disparu sous son influence.) Sensation d'allongement des dents, etc., etc.

L'expérience me paraît suffisante.

F. — Les Gencives.

Crollius dit que le *Sedum* « *habet Signaturam gingivarum. In scorbuto valet,* » ajoute-t-il.

Murray III, 345, lui donne entièrement raison dans les phrases suivantes :

« *Fuit hæc forma* (sa décoction), *militibus* » *accommodatissima. Quibus gingivæ corruptæ sunt,* » *aut dentes vacillant, hisce idem decoctum, pro* » *colluendo ore conducit... ad ulcera scorbutica* » *sananda confert.*

G. — La Langue.

Porta (V, 16), dit que les feuilles de certaines

plantes représentent la langue de quelques animaux; ainsi : que la Cynoglosse représente celle du chien; la Buglosse celle du bœuf; l'Élaphoglosse celle du cerf; l'Ophioglosse celle des serpents, etc.; mais il n'en indique aucune comme représentant spécialement la langue humaine.

Le *Serapias lingua* (Orchidées) me paraît la représenter assez bien; mais les maladies spéciales à la langue étant fort rares, cette indication est peu importante, et je ne m'y appesantirai point.

H. — La Bouche.

L'*Antirrhinum*, au dire de Porta (V, 15), dont les fleurs sont rouges, représente la gueule du lion, au point qu'il prétend qu'on devrait l'appeler *Leontostomos*. Il désigne assez clairement dans sa description notre *Antirrhinum majus*, que nous nommons en français : Gueule de lion, Muffle de veau, et qui effectivement, comme la plupart des plantes dites personnées (entre autres, la *Linaria cymbalaria*), simule une gueule ouverte. On pourrait peut-être employer ces plantes dans les diverses variétés de stomatite.

I. — Le Pharynx.

Crollius dit que la *Pyrole*, et surtout l'*Uvularia*

(notre *Ruscus hypoglossum*), représentent l'arrière-bouche. Il y a pourtant fort peu d'analogie, et il faut l'esprit un peu inventif pour créer là-dessus une indication. Il dit ailleurs que la Mûre représente les amygdales enflammées (*habet squinanthiæ Signaturam*).

J. — L'Estomac.

Crollius indique comme représentant un estomac, et, par suite, comme utiles dans les maladies de ce viscère, la racine du *Galanga* et le *Cyclamen europæum*.

Le *Galanga*, dont parle cet auteur, n'est autre que le *Maranta Galanga* de Linné; « sa racine est » ronde, branchue, longue de trois pouces, sur » deux à six lignes de diamètre, ligneuse, dure, » tenace, unie, avec des anneaux circulaires et » linéaires, etc. » (Mérat et de Lens). Tout ceci n'offre que très-peu d'analogie avec un estomac.

Il n'en est pas de même du *Cyclamen*. Ses baies sont recouvertes d'une capsule qui offre assez la forme d'une cornue.

Ce médicament a été expérimenté par Hahnemann, qui, pour son compte particulier, lui reconnaît cinq symptômes bien tranchés, parmi lesquels celui-ci, qui indique une action assez directe sur l'estomac. « Nausées, malaise à l'estomac, comme après avoir mangé trop de choses grasses. » (Mat. med., II, 206.)

On trouve en outre, dans les *Observations recueillies par d'autres*, et insérées à la suite dans la *Matière médicale pure*, des éructations, le hoquet, des renvois aigres, de l'anorexie, des dégoûts, du malaise après le repas, des sensations de pression, de plénitude, d'élancements à l'estomac, etc., auxquels symptômes, M. Jahr ajoute, un écoulement d'eau comme des pituites, un vomissement sanguinolent, avec diarrhée de même nature. En voilà, je crois, assez pour appuyer le dire de Crollius.

J'ajouterai que le fruit du *Menispermum cocculus*, représente admirablement, quoique sur une très-petite échelle, la forme de l'estomac.

MM. Jahr et Catellan, dans leur *Pharmacopée homœopathique*, p. 193, disent que ces fruits sont : « inodores, sphériques, *réniformes*, d'un » gris noir ou brun, de la grosseur d'un petit » pois, ridés, ressemblant aux baies du laurier. » Ceci n'est pas entièrement exact. Les échantillons que j'ai sous les yeux, et dont je puis garantir la provenance, ressemblent à la figure que l'on trouve jointe à leur description de ce médicament. La sixième figure de cette planche, qui représente le fruit entier, vu de côté, offre l'aspect d'une petite cornue, beaucoup plus que celui d'un rein.

Introduite dans la thérapeutique par Hahnemann, qui le dit dans les termes suivants : « Personne avant moi n'en avait fait usage en médecine» (assertion vraie, si l'on en croit Murray, qui, après avoir dit qu'on s'en servait uniquement pour enivrer les poissons, déclare qu'il ne sait même pas si cette substance serait nuisible à l'homme : « *An homini pariter venenum? Non satis constat.* » App. med., I, 497), la coque du Levant, comme le savent tous les homœopathes, est presque spécifique dans la plupart des gastralgies, ainsi qu'on peut le présumer d'après les symptômes suivants, qu'on trouve dans la *Matière médicale pure*, II, 182 et suiv.

114, Violentes éructations. — 115 et suiv., rapports amers, âcres, du goût des aliments, putrides, fétides. — 123 et suiv., douleur de contusion, élancements, pression, rongement, tension au creux de l'estomac. Violente cardialgie, compression comme par une tenaille, douleur coarctante, comme par un lien, au creux épigastrique, hoquet. Perte d'appétit, dégoût excessif pour les aliments, nausées pour avoir bu ou mangé, envies de vomir avec afflux violent de salive, envie de vomir avec mal de tête et douleur contusive au bas-ventre, vomissement d'aliments et de mucus, etc., etc. *(Ibid.)*

Y a-t-il là quelque objection sérieuse à faire? Ce médicament n'agit-il pas comme l'indique la Signature?

K. — Le Poumon.

Plantæ quæ pulmonem referunt, ad pulmonem valent. (Porta, III, 47.)

Quoique reconnaissant parfaitement n'avoir jamais vu de plante ressemblant exactement au poumon *(adhuc incognita mihi)*, Porta n'hésite pas néanmoins à regarder comme utiles contre les affections pulmonaires, celles qui ont des taches comme celles qu'on voit à la surface de cet organe, ou celles qui ont une structure celluleuse, la Pulmonaire officinale, la Pulmonaire du chêne. — *Indè iræ!*

Les ennemis de la Signature ne peuvent digérer cette indication, un peu forcée j'en conviens, mais ceci ne les empêche point de prescrire journellement, pour tisane inévitable contre les maladies des voies respiratoires, le Lichen d'Islande.

Or, qu'est-ce que ce fameux Lichen? Tout simplement un cryptogame, d'un genre extrêmement voisin de notre Pulmonaire du chêne, mais qui a sur le nôtre, le double avantage, d'être plus amer, et de venir de fort loin. Notre Pulmonaire doit son nom à sa texture celluleuse, qui, je l'ai dit, rappelle très-vaguement celle du poumon, Signature grossière, et que ne devraient pas accepter ceux qui veulent jeter le ridicule sur cette doctrine, dont ils gardent seulement les données les plus contestables

Que ne prendrait-on l'Éponge, au lieu de ces lichens? Elle est au moins plus.... spongieuse, et ressemble un peu plus au poumon. Et, si on en croit sa pathogénésie, elle ne serait peut-être pas à dédaigner.

Je ne laisserai pas cet article, sans rappeler que Porta recommandait, comme imitant la trachée, les tiges creuses, comme le Roseau commun, le *Calamus aromaticus*, l'Oignon, l'Ail, le Porreau et quelques autres moins bien choisis, qu'il vante contre la toux, l'asthme et les altérations de la voix. Mais les maladies des organes respiratoires ont des signes extérieurs qui nous dispensent de chercher dans cette voie.

L. — Le Cœur.

Quæ cordis specimen referunt plantæ, cordi subveniunt. (Porta, III, 46.)

Avicenne prône le Citron qui, pour lui, « *sui* » *effigie, cor repræsentat* ». (Pour moi, le Citron, pas plus que l'Orange, ne représentent le cœur, un kyste hydatique multiloculaire, encore passe.)

Porta recommande l'*Anacardium*, la Pêche, la Cardiaque, et à ces substances, Crollius ajoute le Melissophyllon. Toutes ces substances possèdent, d'après lui, « *eximias dotes ad cor.* »

Hahnemann (*Mal. chron.*, I, 373) a reconnu à l'*Anacardium* (dont Virey s'est joué) les symptômes suivants, qui indiquent que ce fruit exerce une action manifeste sur le cœur :

« Élancements dans la région du cœur. — Pres- » sion à la poitrine. — Oppression de poitrine » avec angoisse. — Commotions douloureuses au » cœur en marchant, haleine courte, respiration » asthmatique. » (Asthme cardiaque peut-être?)

A ces médicaments, trop peu nombreux, vu la fréquence des affections cardiaques, je crois devoir ajouter la Cerise, qui ressemble si bien au cœur, et dont l'amande, ainsi que celle de la Pêche, contient l'acide hydrocyanique, ce chef de file des poisons du cœur.

En dernier lieu, l'honorable directeur de l'hôpital homœopathique de Sainte-Marie, de Naples, nous a chaudement vanté le *Cactus grandiflorus*, dont le fruit est ovoïde, cordiforme; sa pathogénésie, en effet, nous indique dans cette plante une action notable sur l'organe central de la circulation. Je reviendrai tout à l'heure sur son compte.

M. — Le Foie.

Plantæ jecur ostendentes, jecori prosunt. (Porta, III, 48.)

Je répèterai ici ce que j'ai dit des affections pulmonaires.

Il y a des signes extérieurs auxquels on reconnaît les maladies du foie; il est inutile de chercher des plantes ayant la forme de cet organe; nous trouverons ailleurs ce que nous cherchons.

N. — La Rate.

J'en dirai de même pour cet organe; sa physiologie et sa pathologie nous sont encore fort peu connues, et, du reste, très-peu de plantes le représentent, si tant est qu'il y en ait quelqu'une.

O. — Les Reins.

Crollius indique le *Portulacca*, dont les feuilles ne représentent guère ces organes.

Le *Geranium rotundifolium* me paraîtrait préférable sous ce rapport. La graine du *Phaseolus vulgaris*, autrement dit, le Haricot, a aussi la forme du rein.

Et si nous voulons aller plus loin, les capsules de notre *Lycopodium clavatum* sont réniformes; sa pathogénésie nous indique qu'il agit puissamment sur la sécrétion urinaire, et la clinique nous le démontre comme utile dans les affections calculeuses.

P. — Les Intestins.

Crollius recommande le *Calamus aromaticus*, le *Convolvulus arvensis*, qui, d'après lui, représentent l'intestin et sont précieux contre les entéralgies, et la *Cassia fistula*, que l'École emploie comme purgatif; mais nous ne connaissons que très-peu l'action de ces trois médicaments.

Q. — La Vessie.

Vesicariæ plantæ, ad vesicæ commoda valent. (Porta, III, 52.)

D'après cet auteur, le *Solanum halicacabum*, que recommandait Discoride, et qui représente une vessie contenant un calcul, serait un excellent lithontriptique. C'est notre *Physalis alkekengi*, qui a été regardé, sans doute pour cette raison, comme lithontriptique, par la plupart des vieux thérapeutistes. Crollius dit que son usage est « *celeberrimus ad calculos ciendos*, » ce qui est assez explicite.

Murray, I, 680, reconnaît qu'il peut chasser les calculs et le mucus qui sert de base à ces concrétions.

Nous n'avons qu'une pathogénésie fort incomplète de ce médicament; et pourtant, sur la foi des anciens, obéissant, je l'avoue, plutôt à cette donnée hypothétique, qu'aux indications fournies par l'expérimentation pure, muettes d'ailleurs sur ce point, j'ai plusieurs fois administré ce remède à des malades qui rendaient des graviers, et j'ai constaté, après son emploi, une évacuation plus abondante de sable et un plus long intervalle entre les accès de colique néphrétique.

Mais y a-t-il des lithontriptiques dans le sens absolu du mot? Monfalcon disait (*Dict. des Sc. méd.*, 28), que l'existence d'un ou même de plusieurs lithontriptiques n'a rien qui ne paraisse probable; et que, quoique les effets n'aient pas répondu encore entièrement aux espérances qu'ils ont fait concevoir, il ne faut pas se hâter de les condamner. Cependant il constate à regret que, de son temps, les progrès de la chimie n'ont point encore enseigné l'art de dissoudre ces gênantes concrétions.

On croit pourtant encore aujourd'hui à l'existence de remèdes de ce genre; les uns vantent les acides, les autres prônent les alcalis.

«.... Voyez les alcalis, dit Vidal (*de Cassis*), » *Pathol. ext.*, IV, 716. Mme Stephens nous les » offre sous la forme de coquilles d'œufs, d'escar» gots, tandis que M. Petit prône les eaux de » Vichy.... Le Borate de soude, employé naguère » en Angleterre, a été expérimenté par Pelouze » et Gay-Lussac. Ils lui ont reconnu des proprié-

» tés plus énergiques que celles attribuées aux » bi-carbonates de soude et de potasse. »

Dorvault, dans son *Officine*, 5e édit., page 50, prétend que les acides sont diurétiques et antilithiques. Quelques lignes plus bas, il en dit tout autant des alcalis, ce qui est fort loin de nous fixer.

M. Trousseau (*Art de formuler*) nous dit que « les eaux de Vichy résument en elles toutes les » qualités des eaux bi-carbonées sodiques, dans » le traitement de certaines affections gastro-intes- » tinales, des engorgements du foie, de la rate, » de la gravelle biliaire et de la gravelle urique. »

Mais si on croit à ces lithontriptiques minéraux, pourquoi n'admettrait-on pas qu'il peut y en avoir de végétaux? C'est pourtant ce qui se fait.

Chercher des lithontriptiques, c'est s'exposer à faire rire à ses dépens. Et pourtant nous reculons tous les jours les limites du possible.

Mais il ne s'agit pas uniquement de guérir la gravelle, il y a d'autres affections de la vessie, fort graves même, telles entre autres que l'inflammation et ces catarrhes si horriblement douloureux pour tant de vieillards. Les plantes dont je m'occupe ne seraient-elles pas utiles dans quelques-uns de ces cas? Ce serait à chercher, et la chose en vaut la peine, car nous sommes fort pauvres, il faut l'avouer, sous le rapport des remèdes à opposer à ces maladies.

R. — Les Organes de la Génération.

A. ORGANES MASCULINS.

Plantæ generationis instrumenta demonstrantes, ad generationem valent. (Porta, III, 44.)

On trouve, dans presque tous les auteurs, des médicaments réputés aphrodisiaques, mais ceux qui étaient le plus généralement regardés comme tels, sont : la Fève. « *Faba, colis veram monstrat* » *similitudinem... ad vires venereas roborandas,* » *fabam valere cognovimus... ob id, à Pythagora* » *damnata, etc.,* » dit Porta.

Le Gland du chêne. « *Glandes summam colis* » *partem ostendunt. Simeon Sethi dixit glandes* » *virilia roborare.* » *Ibid.*

Le Lupin, dont Crollius dit : « *Mentulæ formam* » *ostendit.* »

La Chicorée, d'après Crollius encore, qui en dit : « *Pistillum erectum, veretrum ostentat.* »

Les Orchidées en général, d'après Porta : « *A* » *similitudine testiculorum, omnes bulbi venerem*

» *stimulant.* » Il cite en outre, à l'appui de cette assertion, l'opinion de Dioscoride et un distique de Martial.

Il est vrai que la racine de plusieurs de ces plantes représente assez bien les organes générateurs, et Crollius dit : « *Hâc imagine, natura ad vires* » *venereas, conceptum et prolem, eos valere signifi-* » *cavit.* » On faisait pourtant un choix parmi toutes ces plantes bulbeuses, et on prisait surtout le *Tragorchis* (notre *Satyrium hircinum*), dont l'odeur désagréable lui a valu le nom de Satyre bouquin; c'était, pour Crollius, le plus puissant de tous, « *omnium valentissimus.* » Après lui venait le *Satyrium Erythronium* (notre *Satyrium dens canis*), que Dioscoride et le botaniste flamand Lobel regardaient comme doué des mêmes propriétés.

Mais, l'aphrodisie doit-elle être l'unique préoccupation du médecin? Ces organes ne peuvent-ils pas être malades, et ne serait-ce pas aussi bien, sinon plus, pour guérir les affections auxquelles ils peuvent être sujets, que pour le but que leur attribuaient les Anciens, que ces plantes ont été créées? Nous n'avons pas étudié ces plantes, et je réserve mon opinion sur leurs propriétés, notant toutefois, que presque toutes contiennent une quantité considérable de fécule, et peuvent être alimentaires.

A cette liste de substances, je me permettrai d'ajouter la Châtaigne, qui pourrait bien avoir quelque utilité. Ses fleurs mâles exhalent une odeur spermatique manifeste; ses fruits, généralement doubles, insérés dans un brou sphérique, villeux, imitent assez les testicules contenus dans le scrotum. Sa fécule est très-nutritive, et même un peu indigeste. Ne pourrait-on pas essayer ce végétal, qui, peut-être (au point de vue homœopathique, bien entendu) rétablirait les facultés digestives chez les sujets épuisés par des déperditions de semence?

B. — Organes féminins.

Fructus uterum referentes, ad uterum valent. (Porta, III, 51.)

1° *Utérus.* — Hippocrate, faisant peut-être de la Signature à son insu, préconisait l'Aristoloche contre les affections utérines.

Crollius se range du côté du Père de la Médecine pour prescrire ce même médicament, et donne à sa détermination la raison tirée de la Signature et celle fournie par les faits à lui connus. « *Fœmi-*

» *nei uteri formam imitatur. — Optimè puerperis* » *opitulatur.* »

Porta vante la noix commune, qui, d'après lui, représente un fœtus dans l'organe gestateur. J'ai démontré, au commencement de ce chapitre, que c'était une tête, et non autre chose que représentait la noix.

Crollius, qui a longuement fait ressortir les analogies qui existent entre la noix et la tête, commet la même erreur que Porta à propos de la Muscade. Il emploie presque les mêmes termes pour dire que le macis qui enveloppe cette noix représente l'Utérus; mais faisons grâce de ces erreurs à Porta et à Crollius, en considération des bonnes indications qu'ils nous donnent ailleurs.

Après la noix, Porta mentionne encore, comme représentant l'utérus, le *Cyclamen europœum.* Mais quelle est cette partie du cyclame qui représente l'utérus? l'auteur ne le dit pas; ce n'est pas sa racine, qui est en forme de disque; et son fruit, je l'ai déjà dit, représente plutôt un estomac; ce qui n'empêche pas l'auteur d'affirmer, comme s'il en était bien convaincu, que si une femme enceinte marche sur cette racine, elle avorte inévitablement; mais que cette même racine, portée en collier, prévient les fausses couches. — Passons.

Je mentionnerai, comme simulant assez bien l'utérus normal, la Poire, et l'utérus induré, squirrheux, le Coing.

2° *Ovaires.* — Je n'ai rien trouvé dans les auteurs qui eût trait à ces organes, leur anatomie était assez peu avancée pour nous en donner raison. Il me semble que la Figue les représente assez bien, sous plusieurs rapports. D'abord le figuier est dioïque, ensuite la Figue contient les fleurs, ne s'ouvre pas, et son intérieur offre beaucoup d'analógie avec l'intérieur d'un ovaire. Ajoutons que lorsqu'on coupe la base des feuilles ou du fruit, il s'en écoule un liquide âcre, laiteux, irritant, qui simule la leucorrhée de certaines affections utérines.

L'expérimentation n'ayant pas prononcé sur ce sujet, je ne pose ces idées que comme de simples conjectures, et attends leur vérification.

S. — La Main.

Digitatæ plantæ, ad digitos et podagricos valent. (Porta, III, 43.)

Mesué recommande contre la goutte aux mains,

le Ricin, le Sagapenum, la Coloquinte, en ces termes : « *Ricinus, folia quinquepartita habet, purgat* » *excrementa quæ ad articulorum compagines de-* » *fluunt.... Sagapenum, geniculato et ferulaceo* » *caule, articulorum dolores sedat.... Colocynthis,* » *podagricas inflammationes refrigerat.* »

Galien vente, pour le même effet, l'Aristoloche, non pas parce qu'elle ressemble à une main, mais à cause de ses nodosités : « *Nodosis flagellis re-* » *pens, podagricis affert auxilium.* »

A ces remèdes, Porta ajoute la Salsepareille, le *Gramen digitatum* et les racines de l'Hermodactyle.

Mesué, qui paraît avoir connu à fond les propriétés de cette racine, aimait mieux l'employer en cataplasmes sur les articulations malades, que de la faire prendre à l'intérieur.

Nous n'avons, dans les officines, que la racine de l'Hermodactyle; c'était, il est vrai, la seule partie de la plante employée chez les Anciens; mais nous ne savons pas au juste à quel végétal elle peut appartenir. Quoi qu'il en soit, Murray avait étudié les propriétés de cette substance, et il lui reconnaît, avec Paul d'Égine et avec Alexandre de Tralles, une action très-salutaire dans les maladies goutteuses.

Le Ricin lui paraît encore utile dans le même cas.

Une foule d'autres plantes offrent la division palmée : les feuilles du Marronnier, de la Vigne, du Platane, du Figuier, de la Bryone, sont dans ce cas, ainsi que la racine de l'*Orchis latifolia*, etc., etc.

Les Anciens préconisaient cette dernière plante contre les douleurs arthritiques.

Si l'on fait attention à ceci, que la plupart de ces plantes sont riches en fécule, on pourra pencher vers l'opinion des Anciens (le *Morbus divitum* venant généralement par suite d'alimentation trop succulente). D'un autre côté, l'abus du vin produit le même résultat, et les homœopathes emploient tous les jours avec succès la Bryone et la Coloquinte dans la goutte. — N'y a-t-il pas là de quoi faire réfléchir un esprit impartial ?

T. — Le Pied.

Les feuilles de quelques plantes de la famille des Renonculacées, presque toutes celles du genre *Helleborus*, ont les feuilles *pédalées*, c'est-à-dire affectant la forme d'un pied.

Hahnemann attribue à l'*Helleborus niger*, entre

autres symptômes, ceux compris entre les nos 153 et 159 du tome II de la *Mat. méd.*, page 487, auxquels M. Jahr ajoute le suivant :

« Lancinations obtuses et térébrantes dans les » articulations des genoux et des pieds. »

L'*Helleborus fœtidus* affecte la même disposition que le *niger*. Ne pourrait-il pas nous être utile, soit dans la carie des os, soit contre la sueur parfois si fétide des pieds?

U. — Les Nerfs.

Pour cet article, je me contente de copier les Anciens.

Historien fidèle, je ne dois pas négliger cette indication, qui est peut-être vraie :

Ils regardaient comme représentant les nerfs, les nervures des feuilles, mais de préférence celles qui sont très-développées, comme celles de la Vigne, du Figuier, etc., et Porta prétend que les plantes textiles, Lin, Chanvre, Ortie, et celles qui ont des racines fibreuses, comme la Mauve, etc., auxquelles Crollius ajoute le *Plantago major*, sont utiles contre les névralgies, les convulsions. Je ne veux pas me prononcer sur cette vue, assurément fort ingénieuse, et qui comblerait une lacune;

car rien, dans la Signature, ne peut nous indiquer ni la névralgie, ni les convulsions, ni la toux, ni les crampes, etc., etc. Je me bornerai à quelques réflexions à ce sujet.

La Belladone a une feuille à nervures assez prononcées. N'est-elle pas un de nos meilleurs médicaments contre les névralgies, les spasmes, etc., etc.?

Le vin, mais surtout le blanc, irrite le système nerveux de bien des gens. « *Vinum nervis* » *prodest et nocet,* » dit Porta. Ceci dépend de la quantité absorbée, et du tempérament. On emploie dans l'École, l'urtication, moyen révulsif, vanté contre la paralysie, le coma, par Celse, Arétée, et que l'on a, il n'y a que quelques années, proposé contre l'anesthésie cutanée. — Les cataplasmes de farine de graine de lin sont regardés comme *calmants*, les lavements de mauve comme *adoucissants*.

Et notre Chanvre ne produit-il pas une violente irritation sur les nerfs des organes générateurs? Il y a peut-être quelque étude utile à faire dans cette voie.

V. — Le Rachis.

Pour en finir avec les organes, je dois mentionner l'indication de Crollius, qui recommande, contre les maladies de la colonne vertébrale, l'*Equisetum* et le *Filix fœmina*, qui, d'après lui, représentent admirablement le rachis. L'*Equisetum* affecte bien quelque ressemblance avec cette colonne, mais je n'en vois pas entre elle et la fougère femelle. Nous ne connaissons pas les propriétés de l'*Equisetum*.

§ 2. — SIMILITUDE AVEC NOS LIQUIDES.

PLANTES DONT LE SUC RAPPELLE LA COULEUR DE NOS FLUIDES.

A. — Sang.

Porta ramène à quatre chefs principaux l'action des plantes rouges.

Il prétend : 1° que leur usage longtemps continué produit la pléthore : « *Rubescit lactuca communis...., Galenus, lactucam dixit multum et laudabilem sanguinem progignere.* » Je ne sais jusqu'à quel point peut être exacte cette assertion du médecin de Pergame, qu'accepte Porta, mais je crois que l'usage de la viande est préférable à celui de la laitue pour faire du sang. Porta ajoute : « *Vinum, sanguinis est coloris, merum moderatè* » *potum, sanguinem gignit.* » Ici, pas de discussion possible ; le vulgaire sait que le vin est fortifiant, et les médecins croient devoir prescrire l'usage des vins toniques du Midi pour relever les forces des malades qui ont perdu beaucoup de sang ; nous en faisons même un adjuvant utile dans le traitement de la chlorose, avec le fer, la viande et les promenades au soleil.

2° Que ces plantes peuvent (c'est toujours Porta qui le dit), s'opposer à la pléthore, en produisant quelque hémorrhagie critique.

3° Qu'elles sont vulnéraires. — On a beaucoup abusé de ce mot ; je lui conserverai sa signification littérale : *cicatrisant*, *hémostatique*.

Galien recommandait le Mûrier contre la dyssenterie, l'hémoptysie.

Porta accorde cette propriété à la Consoude : « *Recentia vulnera glutinat*, » ainsi qu'à l'*Hypericum*, à l'*Androsæmum*, etc., qui tous : « *ad* » *vulnera valent.* »

Crollius ajoute à cette liste le Santal rouge, l'*Anagallis arvensis* et le *Geranium sanguineum*, dont les fleurs sont d'un beau rouge.

Murray va même beaucoup plus loin; il dit (tome II, 2) : à propos de l'*Anagallis*, que des expériences sérieuses le lui ont fait regarder comme très-utile contre la morsure des chiens enragés. A-t-il tort ou raison?

Quoi qu'en dise Virey, les hémostatiques et les astringents les plus usuels de l'École, sont les plantes rouges, le bois de Campêche, le Cachou, l'écorce de Grenadier, le Ratanhia. — La Consoude n'est-elle pas d'un usage journalier dans les hémorrhagies? Et ce ne sont pas les plantes les plus rouges, tant s'en faut, qui sont recommandées.

Arrivons à l'École homœopathique.

Les substances reconnues comme les plus propres à arrêter les hémorrhagies ne sont-elles pas le China, dont les fleurs sont roses, le Cactus, dont le fruit est rouge, etc.? — Le Pavot, dont la base des pétioles est rouge, ne produit-il pas des hémorrhagies du cerveau (Jewel), des poumons (Yong), des narines (Hahnemann), des organes digestifs (Despeiter), de la vessie (Hecquet), des plaques de *purpura hæmorrhagicum* (Réaumur), etc., etc.?

La Digitale pourprée ne produit-elle pas une expectoration sanguinolente?

4° Enfin Porta déclare les plantes rouges : emménagogues, et cite à ce titre la Garance, le Genièvre, l'*Hypericum*, l'Anémone; et Crollius ajoute l'*Arthemisia rubra*.

La Pulsatille, dont la fleur est d'un rouge brun, n'est-elle pas un des meilleurs emménagogues de notre École? Et l'Opium, de l'aveu de Barbier, de MM. Bouchardat, Trousseau et Pidoux, aveux corroborés par Hahnemann et d'autres thérapeutistes, n'augmente-t-il pas le flux menstruel?

B. — La Bile.

Porta, qui reconnaît aux médicaments rouges quatre grandes propriétés, en accorde aux médicaments jaunes, deux principales :

1° Celle d'augmenter la bile : « *Flavi coloris* » *plantæ, continuo esu, bilem augent,* » et cite parmi les bilifères, l'*Atriplex*, que Pythagore accusait de provoquer l'ictère; le Safran, les Melons, que Galien regarde comme susceptibles de donner le choléra, etc., etc.

Il est d'observation journalière que le Melon peut donner de fortes diarrhées.

2° Celle de déterminer des selles bilieuses et de guérir l'ictère.

Mesué regarde comme cholagogues, l'Aloès et le Rhapontic, ainsi que la grande Centaurée, à laquelle il attribue la propriété de guérir l'ictère.

Comme autres cholagogues, Porta cite la Coloquinte, les Myrobalans, la *Cassia fistula*, mais il vante surtout comme anti-ictériques la grande Chélidoine avec Galien, le Tussilage avec Pline.

Crollius accepte cette liste en ces termes : « *A similitudine flavi coloris, hæc medicamina,* » *ictericis conferunt,* » et y ajoute le *Curcuma*, le Safran et la Centaurée.

Murray (V, 252) regarde l'Aloès comme nuisible aux gens bilieux, et dit de la Chélidoine : « *Icteri remedium, jam antiquitate reputatum,* » *sed restringendum ad eum qui absque inflamma-* » *tione est. Arcanum in ictero vocat Lentilius; pla-* » *cuit Foresto.* »

M. Teste, d'après ses expériences sur la Chélidoine, affirme qu'elle exerce une action spéciale sur le foie. Aussi n'en déplaise au savant M. Dumas, je me range contre lui, et contre Virey, à côté de ces autorités. Pour ce qui est de l'Aloès, qui agit sur la bile en même temps que sur le flux hémorrhoïdal, il pourrait s'élever quelque discussion.

Les lignes suivantes y couperont court, je le pense. — Ce que nous employons sous le nom d'Aloès n'est pas le suc d'une seule plante, c'est l'extrait desséché de plusieurs plantes du genre *Aloe*. M. Dumas le sait mieux que personne (c'est comme si nous prenions le suc de plusieurs plantes du genre *Euphorbium*). L'action de ce produit complexe pourrait avoir des qualités tout autres que celles de chacun de ses composants; et cependant on peut encore expliquer son action par la Signature, car les espèces les plus employées, sont l'*Aloe vulgaris*, qui a des fleurs jaunes, et l'*Aloe socotrina*, qui les a rouges.

C. — L'Urine.

Glauci succi plantæ, urinam cient. (Porta, III, 29.)

Porta recommande comme diurétiques une foule de plantes, qui toutes, d'après lui : « *Crocato flore* » *insigniuntur, et urinam insigniter movent.* »

Boerhaave ajoute encore d'autres substances à cette liste, pourtant fort longue, et prescrit les conditions dans lesquelles il faut se mettre pour « aider » cette action.

Mais ne s'agit-il donc que d'augmenter la quantité d'urine? Ce liquide ne peut-il être sécrété qu'en trop petite quantité? Ne peut-il subir diverses altérations, contenir des matières étrangères: du mucus, du sang, de la bile, du pus, du sable, du sucre, de l'albumine, etc., etc.? On le dirait, à voir les préoccupations de certains thérapeutistes, qui cherchent si réellement il y a des diurétiques. Et à ceux qui seraient tentés de croire qu'il y en a, Barbier répond : « Faites prendre » à un individu une boisson simple, vous intro- » duisez dans la masse sanguine une multitude » infinie de molécules aqueuses qui circulent avec » le sang, il existe une sorte de pléthore dont la » nature trouve promptement le remède, en pous- » sant cette humidité excédante par la peau ou » par les reins. Si cet individu est dans une tem- » pérature froide, etc. (Boerhaave a déterminé » ces conditions), on verra les urines devenir » plus copieuses.... N'oublions pas de rappeler » que l'eau est l'excipient nécessaire des substan- » ces diurétiques....; unies à l'eau, leur effet est » plus certain....; un écoulement plus abondant » d'urine suit ou accompagne l'action des médica- » ments les plus opposés.... Il suffit même d'in- » troduire un liquide dans la masse du sang....

» pour augmenter les urines. Un effet que tant de » moyens déterminent mérite-t-il l'importance » qu'on lui accorde?.... Nous ne pensons pas » qu'on doive faire une classe de médicaments » diurétiques. »

Donc, pour Barbier, le diurétique par excellence, s'il n'est l'unique, c'est l'eau. Elle est tout, le remède ne signifie rien. Je ne partage nullement cette opinion; car, puisque l'homme est sujet à la polyurie, il doit y avoir des médicaments pour la guérir; s'il ne s'agit que d'évacuer l'urine accumulée dans la vessie, je mets la sonde en première ligne; et si parfois il faut activer la sécrétion urinaire pour faire écouler le liquide anormalement contenu dans l'abdomen, il doit aussi exister des diurétiques, et ainsi pour les autres cas. Certains médicaments exercent, à part toute addition d'eau, une action spéciale sur les reins, pouvant modifier leur sécrétion tant dans sa quantité que dans sa qualité; ceux qui nous sont bien connus sont encore en petit nombre. Je vais me borner à citer les principaux :

La Térébenthine, les baumes, l'Asperge, communiquent à l'urine une odeur spéciale que tout le monde connaît, et lui donnent des caractères particuliers. En outre, l'Arnica, dont les fleurs sont jaunes, produit la rétention ou l'émission involontaire de l'urine. Le Lycopode, dont les capsules réniformes sont jaunes, produit aussi l'incontinence d'urine, et, en outre, des émissions trop fréquentes, des sédiments jaunâtres dans l'urine.

Le Houblon, qui a des grains couverts d'une poussière jaune, est reconnu de tout le monde comme diurétique.

Je crois en avoir assez dit pour démontrer que les plantes jaunes peuvent exercer une action sur la sécrétion urinaire; mais il existe, sous ce rapport, une lacune très-importante à combler; il nous faudrait connaître à fond l'action de ces végétaux sur la sécrétion urinaire, ce qui n'est pas un petit travail.

D. — Le Lait.

Lactuosæ plantæ, lac augent. (Porta, III, 24.)

Le type des plantes laiteuses nous est fourni par le genre *Lactuca* : « *Cujus nomen à lacte est,* » *quod plus ei lactis quam multis insit,* dit Porta, » *mulieribus vescentibus ea, lac auget.* »

Cette action sur la sécrétion laiteuse, si nettement formulée par Porta, n'est pourtant pas généralement adoptée, car nous voyons Galien prétendre que la laitue produit du sang d'excellente qualité, et Porta lui-même accepter cette idée.

Dans le *Dict. des Sc. méd.*, on range la laitue parmi les semences froides mineures.

MM. Trousseau et Pidoux la mettent au nombre des médicaments stupéfiants.

Dorvault la regarde comme émolliente, et les gens du monde la disent bilieuse, lisons biligène.

Nous sommes de singulières gens, nous autres homœopathes, de ne pas vouloir nous contenter de ces qualités : émolliente, stupéfiante, de ne pas même avoir l'esprit satisfait de cette brillante figure de rhétorique : « *Semence froide mineure !* » et de préférer lire les onze grandes pages de « *Rêveries tudesques,* » débitées par M. Jahr, sur le compte de la laitue cultivée et de la laitue vireuse. Le tout pour en arriver à connaître beaucoup de symptômes disparates, parmi lesquels se trouve en gros caractères celui-ci : « La laitue » augmente le lait dans les seins, » et d'être forcés d'avouer que Porta avait raison. N'est-ce pas désolant ?

Mais permettez-moi de vous faire observer,

comme j'ai déjà eu l'honneur de le faire il y a quelques instants, à propos de la sécrétion urinaire, qu'il ne s'agit pas seulement, dans ce monde, d'augmenter la quantité du lait, il faut quelquefois le faire disparaître, le modifier, etc., et je crois que c'est pour arriver à ces résultats que nous avons des plantes laiteuses; la plupart sont encore à étudier.

E. — Le Mucus.

Albifloræ plantæ ad pituitam valent. (Porta, III, 22.)

La pituite des Anciens est le mucus et la lymphe des modernes.

La seule voie par laquelle devait sortir le mucus, chassé par les plantes blanches, paraissait aux Anciens être l'évacuation alvine, ainsi qu'il résulte de la lecture des chapitres consacrés à ce sujet.

Le Marrube, l'Héliotrope, l'Hyèble, la Vigne blanche, le Cyclame, la Bryone, l'Oignon et beaucoup d'autres, chassent la pituite par les voies intestinales, dit Porta, qui ajoute : « *Veratrum album omnes humores deturbat, et præcipue pituitam.* »

Crollius ajoute à ces végétaux l'*Urtica mortua*,

Ortie blanche, que Carrichter vante contre la gonorrhée, et que le peuple emploie contre la leucorrhée.

Mais ce n'est pas tout, et le mucus peut s'évacuer par d'autres voies que les inférieures, l'expectoration, le vomissement, l'émunction, etc.

Les Anciens s'en sont peu occupés, et, en ce sens, je crois qu'ils ont eu tort.

Quelques exemples corroboreront cette affirmation :

La Bryone a des fleurs blanc jaunâtre, un suc visqueux. Elle produit des vomissements glaireux, une toux avec expectoration muqueuse, jaunâtre, glaireuse, sanguinolente. (Hahnemann, *Mat. méd.*, I, 587. — Symptômes 286, 7, 8, 396, 409, 410, 415.)

Le Sénéga, dont les fleurs sont blanches, est délicieux dans les catarrhes bronchiques, avec expectoration abondante de mucosités visqueuses, l'accumulation de mucus dans la gorge, ainsi que le fait supposer la pathogénésie publiée par M. Jahr. (*Manuel*, I, 665 et suiv.)

La Scille, dont les fleurs sont blanches aussi, produit des diarrhées muqueuses, de la toux avec expectoration de mucosités, etc. (Jahr, *ibid.*, 696.)

Le *Stramonium*, dont la corolle est d'un blanc si pur, produit des vomissements muqueux, de la diarrhée de même nature. (Jahr, *ibid*, 710.)

La *Drosera*, dont les fleurs sont blanches, produit un renâclement de mucosités, des vomissements muqueux, aqueux, des selles muqueuses, etc., etc. (Jahr, *ibid*, 313, 14.)

Le *Cactus* a une grande fleur blanche; il produit une toux catarrhale avec expectoration abondante, de la diarrhée muqueuse.

N'est-ce pas assez pour donner raison aux Anciens?

F. — Le Pus.

D'après Porta, les arbres d'où découle un suc résineux sont utiles contre les suppurations : « *Arborum sanies, resina est, ex Theophrasto,* » *vere pus imitatur, ex ulceribus fluens, unde* » *hanc illi etiam mederi argutamur*, V, 13; » et il recommande comme propres à tarir les suppurations, le Laser, qu'il regarde, avec Sprengel, comme provenant du *Ferula tingitana*, la Térébenthine, le Mastic, le *Larigna*, qui est peut-être la gomme du Mélèze. (*Pinus larix*, Lin.)

A ces plantes, Porta croit devoir ajouter celles

qui ont des fleurs tirant sur le vert, comme l'*Atriplex*, la Rue, le *Veratrum;* et, pour mon compte, j'y ajouterais le *Cannabis*, qui les a vertes; le *Rhus toxicodendron*, qui les a d'un vert jaunâtre, et la Jusquiame noire, qui les a d'un jaune sale.

Jahr (*Mat. méd.*, I, 636 et suiv.) reconnaît à la Rue les symptômes suivants :

Flueurs blanches corrosives, vertes.

Toux avec expectoration de mucosités visqueuses. — Toux avec expectoration de matières purulentes.

Le *Rhus toxicodendron* produit, et ceci est connu des botanistes qui l'ont touché, l'érysipèle vésiculeux, des éruptions avec croûtes jaune verdâtre. En outre, des dartres croûteuses (l'impétigo entre autres); un flux de mucus nasal de couleur verdâtre, la grippe, ainsi qu'on peut le voir dans la *Mat. méd.* de Hahnemann, III, 470 et suiv.

Le *Cannabis* produit un écoulement de muco-pus verdâtre, et même de véritable pus, par l'urètre.

Le *Veratrum* occasionne des vomissements de mucosités verdâtres. (Greding, cité par Hahnemann. *Mat. méd.*, II, 460; sympt. 145, 147, 148, 149, 150, 151, 155, 157.) — Une toux avec expectoration abondante de mucosités jaune-verdâtre. (Jahr, *Mat. méd.*, I, 760.)

La Jusquiame, des vomissements de mucosités, de la toux avec expectoration jaune verdâtre. (Jahr, *ibid*, 370, 371.)

L'*Asa fœtida* (gomme résine du *Ferula*), un écoulement purulent (et très-fétide) par l'oreille, le nez. Des suppurations sanieuses, fétides. (Jahr, *ibid*, 96 et suiv.)

J'ajouterai que la Lysimaque nummulaire a des fleurs jaune verdâtre, de forme arrondie, nummulaire, et qu'elle me paraît utile dans la phthisie, où se montrent des crachats de ce genre.

§ 3. — SIMILITUDE AVEC NOS ÉTATS PATHOLOGIQUES.

PLANTES QUI RAPPELLENT QUELQUE SYMPTÔME MORBIDE.

A. — Plantes noires.

Existe-t-il d'abord des plantes noires? Y a-t-il même des fleurs noires?

Théophraste le niait.

Sans admettre qu'il en existe, n'en ayant probablement pas vu, Porta croit néanmoins devoir protester contre cette assertion un peu trop tranchante, et dit, avec raison, qu'une foule de plantes offrent, soit des taches noires ou tirant sur le noir, soit des fruits, soit des graines, etc., de cette couleur, ce qui, pour lui, est tout comme si la plante était entièrement noire (et il me paraît être dans le vrai, attendu que, dans les maladies où cette couleur se manifeste, elle est presque toujours locale), et il cite une foule de végétaux où se manifeste cette couleur : Or, comme elle existe, on peut, sans témérité, se demander avec les Anciens ce qu'elle peut signifier.

Les Mages, et après eux Pythagore, Macrobe, Cicéron et beaucoup d'autres personnages de l'antiquité, regardaient la couleur noire comme étant de mauvais augure. Ne la réservons-nous pas encore aujourd'hui pour exprimer le deuil? Porta accuse les plantes noires de produire des maladies graves, d'engendrer l'atrabile, d'être suspectes, et même toxiques?

Le règne de l'atrabile est passé; faut-il aussi supposer que, sur cette hypothèse, les Anciens avaient imaginé des maladies fantastiques, et tout jeter à la voirie? Je pense qu'il est plus raisonnable de croire que, déroutés par la gravité de certaines maladies, et voyant parfois apparaître des évacuations noirâtres, des colorations de la même nature sur la langue ou ailleurs, les Anciens cherchaient à expliquer ces phénomènes au moyen de l'hypothèse de l'atrabile, de la bile corrompue, etc., etc. Aujourd'hui l'état typhoïde fait un peu le même effet.

Quoi qu'il en soit, la pathologie nous enseigne que certaines maladies ont, parmi leurs symptômes, la couleur noire; telles sont, entre autres, le charbon, le cancer mélanotique, le mélœna, la gangrène, etc., etc., et que toutes ces affections sont d'une gravité extrême, et comme corollaire, la botanique nous offre des plantes où la couleur noire est très-appréciable, et dont la plupart sont toxiques.

Pour servir comme de trait d'union à ces deux ordres de faits, la Signature nous dit que les plantes noires doivent convenir aux affections dans lesquelles la couleur noire se manifeste.

Voyons ce que disent les faits :

La Fève a une fleur et une graine tachées de noir, et, dit Porta, c'est à cause de cette couleur que les Égyptiens ne la mangeaient pas.

Pour la même cause (graines noires), les Anciens ne voulaient pas non plus manger le Céleri.

Nous mangeons aujourd'hui ces deux plantes sans nous en trouver trop mal; mais il faut observer qu'elles n'entrent que pour une très-faible part dans l'alimentation, et ensuite que nous cultivons et cuisons généralement la Fève, et que nous assaisonnons le Céleri, auquel, d'ailleurs, la culture enlève aussi une grande partie de l'âcreté qu'il possède, quand on le prend dans les marais, où il croît spontanément. — Ces raisons suffisent pour empêcher qu'on se prononce hardiment sur leurs propriétés.

Qu'à cela ne tienne, il est une foule d'autres végétaux où nous voyons la couleur noire, et qui ont été bien et dûment expérimentés par notre École; ils donnent de tous points raison à la Signature; voyez plutôt :

Le Pavot a la base des pétioles d'un rouge strié de noir, et sa capsule contient une multitude de graines noires.

Il tue par le sommeil, dit Porta, et par autre chose aussi.

La Ciguë tachetée, *Conium maculatum*, etc., a une tige parsemée de taches noires; elle rend les bords des ulcères noirâtres, et leur écoulement fétide.

Elle occasionne quelquefois la gangrène de ces mêmes bords; produit des pétéchies. (Stœrck, Greding, S. Paulli, cités par Hahnemann. *Mat. méd.*, II, 141.)

La Belladone a une baie violet-noir; elle produit une fièvre érysipélateuse avec tumeurs enflammées qui passent à la gangrène. — Une gangrène chaude et froide. (Mappi, cité par Hahnemann.)

La Jusquiame, dont la fleur, d'un jaune sale, a une tache noire, produit des vésicules gangréneuses, des furoncles malins et même l'Anthrax, d'après Bœnninghausen, 1254.

L'Ergot de seigle, qui est entièrement noir, ne produit-il pas, de l'aveu de tous les médecins, la gangrène des extrémités?

Le Cabaret, Oreille d'homme, *Asarum europœum*, etc., a une fleur dont l'enveloppe est noirâtre; il produit des symptômes analogues à ceux du choléra.

Le Cerisier noir est surtout celui dont on se sert pour obtenir le kirschenwasser, qui contient de l'acide hydro-cyanique.

Le Redoul, *Coriaria Myrtifolia*, a des baies noires, et passe généralement pour toxique.

L'étude trop succincte que M. Ozanam a insérée dans le numéro de mars 1864 de l'*Art médical*, corrobore cette opinion. Le Redoul produit de violentes convulsions, qui finissent par amener la mort par asphyxie.

Notre *Matière médicale* ne contient, que je sache, guère d'autres plantes de ce genre, mais je crois que celles-ci suffisent pour donner raison aux Anciens, et nous engager à faire quelques recherches nouvelles dans cette voie. Il y a beaucoup de plantes à fleurs noirâtres, la Scabieuse, l'*Arum dracunculus*, et autres que nous pourrions expérimenter.

B. — Plantes bleues.

Que signifie la couleur bleue dans les plantes? Est-ce la cyanose, est-ce la couleur de l'iris des sujets blonds? Je ne sais.

Porta confondait cette couleur avec la noire.

Le vulgaire regarde le Bluet comme anti-ophthalmique, et l'Aconit a été recommandé contre la cyanose.

Des études sur les plantes à fleurs bleues sont

indispensables pour qu'on sache ce que signifie cette couleur, car elle ne se trouve presque jamais, ni dans les sécrétions, ni dans les excrétions.

C. — Plantes à couleurs mixtes.

Mixti plantarum colores, mixtos humores trahunt. (Porta, III, 23.)

Elles lui paraissent un peu suspectes, *nec iis fidendum.*

Il ne faut, dit-il, guère plus s'y fier qu'aux gens vulgairement dits *à double face.* Pour ceci, je ne suis pas de son avis. Plus loin, se ravisant, il dit qu'elles font évacuer les fluides dont elles offrent la couleur, si elles sont blanches et rouges : le mucus et le sang; blanches et jaunes : le mucus et la bile, etc., etc. Ceci est beaucoup plus vrai.

Le Colchique a une fleur blanche et rose; il est presque spécifique dans la dyssenterie.

Le Pavot a des pétioles blancs tachés de rouge; il produit des crachats muqueux striés de sang. Ainsi de beaucoup d'autres.

D. — Plantes tachetées.

Pour les Anciens, les plantes tachetées représentaient uniquement la peau des serpents, et comme ils étaient excessivement préoccupés de trouver des médicaments pour les cas, pourtant si rares, de morsures de serpents venimeux, ils en demandaient à tous les vents de l'horizon. La peau des serpents étant généralement tachetée, les plantes qui offraient des taches, devaient, d'après eux, remplir admirablement cette indication.

Je ne perdrai pas mon temps à essayer de réfuter ces idées erronées. Je préfère chercher à savoir à quoi peuvent convenir les plantes tachées. Je les crois utiles contre les taches dartreuses, syphilitiques, etc., et ne citerai, à l'appui de cette opinion, que la Ciguë, dont la tige est parsemée de points noirâtres, et qui produit des taches semblables aux ecchymoses, des pétéchies, etc., etc.

E. — Plantes fétides.

La gangrène, le cancer ulcéré, interne ou externe, l'ozène, la carie, la nécrose et autres affections, exhalent une odeur toute spéciale, qu'un observateur sérieux doit connaître, et qui assurent souvent son diagnostic. Il existe aussi des plantes dont l'odeur est loin d'être agréable, et qui rappellent quelques-unes de nos odeurs pathologiques.

Notre *Matière médicale* ne contient (à tort peut-être), qu'un nombre très-restreint de ces plantes. Je n'ai guère de choix, et vais prendre seulement pour exemples, quatre végétaux dont la mauvaise odeur est généralement connue :

La Ciguë tachetée, dont l'odeur musquée est très-désagréable, surtout quand le temps est orageux, fait, je l'ai déjà dit, rendre aux ulcéres une suppuration fétide; les bords des ulcères se gangrènent sous son influence (Storck); elle occasionne des sueurs fétides (Storck, Hahnemann).

L'*Asa fœtida*, à qui son odeur a valu la dénomination de *Stercus diaboli*, produit des suppurations fétides, des selles et des émissions de gaz très-fétides, etc., etc., et ce ne sont pas seulement les homœopathes, mais aussi Murray, Block, Steidele, Bœrenbrœck, qui la recommandent contre la carie, l'un des os du tarse, l'autre de ceux du métatarse, l'autre du fémur, l'autre enfin, contre l'ozène, avec destruction des os, cas dans lesquels ce médicament s'est montré efficace, ce que nous avons encore assez souvent occasion de vérifier.

L'Ergot de seigle, dont la poudre fraîche sent la chair corrompue, donne des lochies fétides ; il occasionne, par son abus, la gangrène des membres.

L'haleine des enfants atteints d'affections vermineuses, a une odeur d'ail extrêmement prononcée. Le vulgaire usant de la Signature, ne connaît guère de meilleur vermifuge que les gousses de ce bulbe, qu'il emploie de diverses façons, *intùs et extrà*.

Murray le recommande, après plusieurs auteurs, et M. Teste se range de son côté. En outre, Murray recommande comme vermifuge l'*Asa fœtida*, qui, dit-il, sent l'ail et autre chose. « *Allium cum alio fœtoris intolerabili genere, re-* » *dolet.* » Ceci n'est plus seulement de la Signature ; on trouve en outre, dans cette assertion, l'indication thérapeutique que vous nommez parfaitement : la *substitution d'une chose semblable.*

L'*Arum dracunculus*, dont les fleurs violet-noir sentent si fortement la chair corrompue, que les mouches s'y rassemblent en quantité telle, qu'il faut détruire la fleur, l'Ansérine fétide (*Che-*

nopodium fœtidum), l'Hellébore fétide, la Ballote noire, l'*Iris fœtidissima*, la Camomille puante et autres végétaux de cette espèce, pourraient peut-être nous rendre des services contre certaines de de nos maladies dont la fétidité est un des symptômes prédominants.

F. — De quelques autres caractères des plantes pouvant servir d'indications.

L'étude attentive des végétaux nous montre encore une foule de manières d'être, de particularités, qui, comme celles que nous venons d'étudier, peuvent nous offrir d'utiles indications.

Pour fixer les idées, je vais prendre, au hasard, quelques-uns de ces caractères, mais je serai aussi bref que possible :

Les plantes qui offrent quelque partie renflée, conviennent à nos divers genres de tumeurs, dit Porta, V, 24, et il cite le Gland, la Coloquinte, le Navet, l'Oignon, le Scrophulaire comme utiles, l'un contre les bubons (même ceux de la peste), les autres contre les abcès, la dernière contre les diverses manifestations de la scrofule.

Mesué vantait aussi la Scrophulaire contre cette maladie.

L'Asphodèle rameux, le Saxifrage granulé, sont recommandés dans le même cas.

Les racines bulbeuses guérissent les tumeurs, d'après Dioscoride.

Pline prétendait que l'Ail, l'Oignon, la Mandragore, dissolvent les tubercules.

De nos jours, le vulgaire emploie, pour hâter la maturation des abcès, les cataplasmes d'Oignon, de Lys.

L'oignon de Scille est généralement employé comme diurétique dans les diverses hydropisies.

L'Aconit napel (*Napellus*, diminutif de *Napus*, petite rave), n'a-t-il pas été chaudement recommandé contre le Squirrhe, dit napiforme, avec lequel il a quelque ressemblance?

La racine longue et grosse du Céleri sauvage, *Apium graveolens*, n'aurait-elle pas quelque efficacité contre cette terrible affection?

Qui sait si l'énorme fruit du *Cucurbita maxima*, la Citrouille, ne nous serait pas utile contre certaines tumeurs, l'ascite ou la tympanite?

(A propos de ce fruit, je rappellerai que ses graines sont employées comme tœnifuges, parce qu'on prétendait qu'elles ressemblent aux anneaux du Tœnia [Signature très-grossière]; — elles réussissent même parfois. Et, puisque nous sommes sur le compte du Tœnia, je ne dois pas taire que les ennemis de la Signature, sans vouloir en faire, prescrivent journellement les bols d'extrait éthéré de racine de Fougère mâle. Or, cette indication est tout au long dans Porta : « *Filix mas,* » *latas radices, longè vagantes, habet, latas tineas* » *expellit.* » Lib. IV, cap. II. Mais elle repose sur une erreur, la racine de Fougère n'est ni si longue, ni si large que le croyait Porta, elle n'est guère plus longue que le doigt ; elle est de forme arrondie et noire ; mais, je l'ai déjà dit, il faut passer sous silence ce quatrième livre presque tout entier.)

C'est encore parmi les plantes ayant quelque partie renflée, que je proposerais de chercher le remède du Goître, mais, de préférence, parmi celles (s'il s'en trouve), qui croissent dans les vallées où cette affection est endémique.

L'*Arum italicum* a une spathe roulée en cornet, au centre de laquelle s'élève un spadice nu, simulant très-bien un polype sortant d'une cavité. Porta, qui pourtant est généralement peu affirmatif, dit sur le compte de ce végétal ces trois mots, qui ont une assez grande valeur : « *Polypos*

» *mirè sanat,* » sans toutefois le regarder comme simulant les polypes, car en divers endroits de ses quatrième et cinquième livres, il dit qu'il représente la langue, les cornes des animaux et ses taches, la peau des serpents.

La pathogénésie que nous avons de ce médicament est fort incomplète; je crois que nous ferions bien de l'étudier plus amplement et nous verrions peut-être qu'il est loin d'être à dédaigner.

Les graines de certains végétaux sont entourées ou accompagnées d'expansions membraneuses ; les Grecs donnaient à cette espèce de semences le nom de *samares.*

Celles du *Veratrum album,* de l'Orme, de l'Érable, du Cassia, sont dans ce cas. Celles de l'Orme rappellent assez les squames de certaines dartres, et c'est sans doute pour cette raison que Dioscoride attribuait à l'Orme la propriété antiherpétique.

Les paysans du Midi emploient, de temps immémorial, la seconde écorce de ses branches, en tisane et en lotions dans les dartres.

Le *Veratrum* produit des éruptions sèches, pustuleuses, la desquamation de l'épiderme, la couperose. (Jahr, *Mat. méd.,* 754.)

Dans plusieurs contrées du Nouveau-Monde, on emploie, contre les éruptions dartreuses, les gousses du Cassia.

Les samares de notre Érable ne pourraient-elles pas nous être utiles? Nos anti-dartreux ne foisonnent pas, et je ne vois pas pourquoi nous n'en chercherions pas de nouveaux.

Le fruit du Mûrier simule assez les excroissances qui se développent à l'anus (tumeurs hémorrhoïdales flétries, végétations fongueuses, etc.), dit Porta, qui prétend, qu'appelé en désespoir de cause, il a guéri, avec ce fruit, des tumeurs de ce genre, qui offraient une gravité très-grande : « *Nos autem.... sanitati restituimus ægros, ferentes in podice, veluti fructus mori, cruentes, molles, qui ab aliis Medicis, combusti et detruncati, repullulaverant.* »

Le peuple emploie les sommités fleuries du Mûrier (les raffinés, le sirop de Mûres), en tisane et en gargarismes, contre les angines pharyngées. Il est vrai que les amygdales hypertrophiées, enflammées depuis longtemps, prennent l'aspect moriforme, ce qui n'avait pas échappé à la sagacité de Crollius; puisqu'il dit : *Fructus mori habent squinantiæ Signaturam.* Et c'est pour cette raison de similitude sans doute, que cette pratique s'est établie.

Si les faits émis par Porta sont vrais, ce dont je ne doute nullement, je ne ferais pas la moindre difficulté d'admettre que le vulgaire a raison, et que le Mûrier est excellent contre les angines, et si vous voulez bien vous rappeler les sympathies anatomiques, physiologiques et pathologiques qui existent entre les deux extrémités du tube digestif, j'espère que vous l'admettrez immédiatement. Tant d'autres de nos médicaments exercent, comme le Soufre, le Phosphore, la Belladonne, le Charbon, la Noix vomique, le Mercure, etc., leur action sur l'anus et le pharynx, qu'il n'y a pas de raison sérieuse pour nier, sans vérification préalable, que celui-ci ne puisse agir de la même manière.

La disposition des feuilles et des fleurs sur la tige peut aussi nous servir d'indication. Je ne citerai que quelques exemples :

Les feuilles amplexicaules indiquent (à mon avis) des souffrances occupant, soit la circonférence tout entière du tronc, soit celle d'un membre.

La Jusquiame, type des amplexicaules, produit des spasmes de poitrine, des lancinations suivant le trajet des nerfs intercostaux de la même paire (douleurs en ceinture), etc. — Les feuilles dites *perfoliées* et les *peltées* ne me paraissent pas différer sensiblement des précédentes sous le rapport de l'indication.

Celles qui sont dites *géminées*, c'est-à-dire qui naissent par paire, du même point, me semblent indiquer plus spécialement les souffrances des membres, lesquels naissent de la même manière par rapport au tronc.

Celles qui sont toutes rassemblées d'un seul côté de la tige, tandis que les fleurs sont toutes du côté opposé, comme dans le Sceau de Salomon (*Convallaria polygonatum*), me semblent, par cette sorte de disparité, indiquer l'hémiplégie.

Les épines, piquants, aiguillons, me paraissent indiquer la douleur lancinante, et, en prenant considération de leur mode d'implantation sur la tige, on peut conjecturer : La douleur uni-latérale, si elles sont toutes du même côté; bi-latérale, si elles sont géminées ou même alternes; vague, si elles n'affectent pas d'ordre déterminé; circulaire, si elles entourent la tige, etc., etc.

Je ne vous présente ces données que pour ce qu'elles peuvent valoir, ce sont de simples conjectures de ma part. Porta dit bien que l'existence des épines doit signifier quelque chose, mais il n'attribue aux végétaux pourvus de ces appendices que la propriété exsiccante, ce qui est assez vague; et, dans son quatrième livre, il les regarde comme pouvant guérir la piqûre du scorpion, comme le *Scorpiurus* et les autres alexipharmaques, ce qui ne nous fixe guère plus.

§ 4. — RELATIONS DE LIEUX.

DES LOCALITÉS OU NAISSENT LES PLANTES.

Il est un fait de nosologie générale, admis par quiconque a, même superficiellement, étudié l'art de guérir; c'est, qu'en outre des maladies généralement répandues, chaque région de notre pauvre globe en a au moins une qui lui est toute spéciale, qui est, comme nous le disons, endémique, et qui parfois, franchissant le cercle ordinaire de ses ravages, va porter la dévastation au loin, devenant épidémique pour les pays sur lesquels elle s'abat. Il est fort rare qu'après une durée généralement courte, elle ne disparaisse pas de ces localités, pour se renfermer dans ses limites primitives. Pour ne citer que les plus connues de ces maladies, je mentionnerai : le typhus de la malheureuse Irlande; la mal'aria, de la campagne de Rome; le goître et le crétinisme, des gorges de nos Alpes et de nos Pyrénées; la pellagre, du Lombard-Vénitien et des landes de la Gironde; les fièvres d'Afrique; la peste d'Orient; le choléra de l'Inde; la fièvre jaune des Antilles.

D'un autre côté, il n'est pas un élève en botanique qui ne sache que chaque climat a ses végétaux particuliers, qui ne peuvent, qu'à force de soins, vivre dans un autre.

C'est là ce que voulait dire Porta, dans son chapitre intitulé : *Juxta suî cœli qualitates, ex terreâ mixtura, unaquæque orbis pars, plantas progignit.* (Lib II, cap. I), ce qu'admettait Crollius lorsqu'il disait : «.... *Suis quibusque terris et* » *regionibus.... Natura necessarias producit et* » *temperat herbas.* »

A quoi peuvent être utiles ces végétaux? Les partisans de la Signature déclarent hardiment qu'ils conviennent aux affections endémiques dans les pays où ils se développent. Porta formule son opinion de la manière suivante : « *Ubi malum* » *aliquod, vel morbus, ibi, et proximè, natura*

» *remedium opportunè exhibetur. Ubi fuit culpa,*
» *non defuit gratia.* »

C'était aussi la même opinion qu'émettait Agrippa dans la phrase que j'ai citée de lui, page 17, d'après Crollius, et dans laquelle il regarde comme une folie de préférer, pour nos maux, les remèdes venus de fort loin, à ceux que nous avons sous la main.

Et M. Teste n'exprimait autre chose que cette même opinion, quand il disait dans l'introduction à la *Systématisation :* « Il est pour lui (le méde-
» cin), beaucoup plus important de connaître les
» régions du globe d'où proviennent respective-
» ment les substances thérapeutiques dont il fait
» usage, et la nature spéciale des localités qui les
» produisent spontanément.

«.... Ce n'est réellement qu'en étudiant les
» conditions géographiques et topographiques de
» leur existence primitive qu'on peut espérer de
» découvrir certaines particularités toutes spécia-
» les de leur existence. »

Je crois, après ces citations, pouvoir me dispenser de tout autre préambule, et entrer immédiatement dans l'étude de la géographie botanique.

A. — Plantes des régions septentrionales.

Quoique ayant consacré tout le vingt-huitième chapitre de son second livre aux plantes du Nord, Porta ne nous enseigne pas grand'chose d'utile sur leur compte.

Il les regarde comme étant presque toutes vénéneuses. — Ces plantes doivent sans doute avoir été créées pour les maladies propres aux gens du Nord, exposés à une température humide, tantôt très-froide, tantôt très-chaude, et sans transition, ou à peu près.

A l'appui de son affirmation, M. Teste ne cite guère que deux exemples, je vais les lui emprunter : « C'est du nord-est de l'Europe, où la scrofule » abonde, que nous vient la Pensée sauvage, dont » on a si fréquemment constaté l'efficacité dans » cette maladie.

» Le seul médicament peut-être, au moyen » duquel on soit parvenu à guérir la plique polo» naise, est le Lycopode, nulle part aussi commun » qu'il l'est en Pologne. »

Les plantes du Nord ont très-souvent les fleurs blanches. Nous avons vu que cette couleur indique des propriétés anti-catarrhales. Le froid humide, on le sait, expose beaucoup à ces sortes d'affections. — Pour ne pas pousser trop loin cette étude, je me contente de ces quelques exemples, qui, d'ailleurs, me paraissent concluants.

B. — Plantes du Midi.

Ici, pour les Anciens, la scène change : au lieu des poisons que, d'aprés eux, distillerait le Nord, le Sud produit surtout des antidotes.

Les plantes du Sud sont échauffantes, odorantes, diurétiques, emménagogues, dit Porta. Tous ces caractères sont jetés pêle-mêle dans leur histoire, mais la propriété la plus tranchée que leur reconnaît cet auteur, c'est de remédier aux accidents occasionnés par la morsure des serpents venimeux.

M. Teste me paraît pencher un peu vers cette opinion lorsqu'il dit : « Le Cédron, ce merveil-
» leux antidote des venins du crotale et du ser-
» pent corail, ne croît guère que dans les localités
» habitées par ces dangereux reptiles, etc., etc. »

Faisons justice à qui de droit. L'adversaire de la Signature que je me suis permis de critiquer peut-être un peu vertement, plus haut, Virey, rendant (à son insu) hommage à la Signature, dit, dans le tome V du *Dict. des Sc. méd.*, à propos des pays chauds : « La nature produit sous ces » cieux ardents, le Poivre, le Gingembre, la Can- » nelle, le Girofle, les Piments, etc., etc., néces- » saires pour ramener l'énergie des viscères. »

M. Teste dit aussi : « La Noix vomique, qui est » si souvent d'un heureux emploi dans les dys- » senteries et les fièvres bilieuses, se récolte » dans l'Inde, terre classique de ces sortes d'af- » fections. »

Dans tout ceci, pas un mot du Midi de notre vieux monde, tout est pour le nouveau ; nous avons pourtant un Midi, nous aussi, j'en suis quelque peu, et je le revendiquerai, si vous voulez bien me le permettre.

Nous avons, dans nos pays méridionaux, des maladies particulières au climat, et des plantes qui ne croissent guère ailleurs.

La méningite, la dyssenterie, les hémorrhoïdes, les affections convulsives et tant d'autres, quoique répandues un peu partout, sont beaucoup plus fréquentes sous notre chaud soleil.

Par compensation, notre pays produit aussi, entre autres végétaux, la Belladonne, si utile dans la méningite et les autres affections convulsives; le Colchique, précieux dans la dyssenterie, etc., etc.

C. — Plantes des montagnes.

Tout ce qu'en dit Porta peut se résumer en quelques mots, assez vagues, pour l'indication médicamenteuse : « *Acres, amaræ, siccæ, calidæ* » *sunt, digerunt, incidunt humores crassos, ad* » *lepras, impetigines et psoras, valent, etc.* »

M. Teste est plus pratique dans deux de ses citations : « L'Aconit, qui croît sur les montagnes, correspond surtout, comme on le sait, à » la fièvre inflammatoire et aux phlegmasies franches, dit-il, auxquelles la vigueur habituelle de » leur constitution, et leur tempérament sanguin, » exposent particulièrement les habitants des régions montagneuses. Quels malades l'Hellébore » blanc, originaire du midi de l'Europe, et qui » croît sur les montagnes, a-t-il surtout guéris? » Des malades à tempérament sanguin, habituellement actifs, alertes, d'humeur vive, et non » débilités. »

Les refroidissements sont fort communs dans les régions montagneuses, où l'air est vif, c'est vrai, mais on sait aussi que, plus on s'élève dans l'atmosphère, et plus la respiration devient pénible; que l'air, se raréfiant peu à peu, laisse aux gaz intérieurs toute leur puissance d'expansion, et que de là viennent forcément les congestions, les hémorrhagies, etc., etc., auxquels symptômes le froid vient ajouter ses effets.

Eh bien, n'est-il pas d'observation journalière, en homœopathie, que l'Aconit ramène la chaleur, s'oppose aux hémorrhagies, etc. L'Arnica guérit les pleurodynies, et, comme l'Aconit, est hémostatique.

Si un jour la locomotion aérienne devient un fait accompli, ce qui est peut-être très-prochain, il faudra nécessairement obvier aux accidents que développera ce mode de voyager.

Il serait ridicule de croire qu'on s'opposera, par des médicaments, à l'expansion des gaz intérieurs; elle est sous la dépendance d'une loi physique qu'il ne nous est pas possible de modifier, mais on peut calmer la céphalalgie, réchauffer, arrêter les hémorrhagies, et je pense que c'est parmi les plantes des montagnes que nous trouverons les meilleurs médicaments pour atteindre ce but.

D. — Plantes des localités humides.

Je crois devoir réserver une place spéciale aux plantes qui croissent dans les lieux simplement humides, et les séparer de celles des *marais* proprement dits, les affections qui se développent dans l'un et l'autre cas n'étant pas identiques.

Je désignerai sous le nom de *localités humides* les vallées ombragées, le voisinage des ruisseaux, des fleuves, des rivières, etc.; enfin celles où le sol, peu perméable ou peu incliné, retient une certaine quantité d'eau qui, s'évaporant peu à peu, sature l'air d'humidité.

Dans ces lieux, le système lymphathique se développe outre mesure; la dyssenterie, les inflammations catarrhales, le rhumatisme, la scrofule, etc., sont à l'ordre du jour. Et, comme le dit avec beaucoup de raison M. Teste, c'est dans ces localités que croît la Douce-amère, si utile contre les suites des refroidissements, les catarrhes bronchiques, vésicaux, les diarrhées chroniques, etc., etc.

Mais il n'y croît pas que la Douce-amère, nous y trouvons, entre tant d'autres plantes, le Colchique, qui guérit la dyssenterie; le *Ledum*, qui convient aux rhumatismes; le *Rhus toxicodendron*, qui n'est pas seulement utile contre le rhumatisme, mais aussi contre la scrofule, l'entérite, etc., et plusieurs autres plantes qui plus tard nous seront peut-être utiles dans ces sortes de maladies.

Les Renoncules, ainsi nommées parce qu'elles naissent dans les endroits fréquentés par les grenouilles, ne sont-elles pas dans le même cas? La Bulbeuse et la Scélérate ne sont-elles pas recommandées par M. Jahr, d'après les Archives de Stapf, contre le rhumatisme, le coryza, la leucorrhée, la diarrhée, etc., etc.?

Le Nymphéa n'est-il pas, de temps immémorial, recommandé contre la dyssenterie?

En voilà, je crois, assez pour appuyer les données de la Signature sur ce point.

E. — Plantes des marais.

Pour ne pas pousser trop loin cette étude, je je vais me borner à quatre marais qui me paraissent pouvoir être regardés comme types, attendu qu'ils ont chacun sous sa dépendance des affections d'un genre tout spécial.

Dans le premier groupe, je rangerai ceux de France, d'Italie, de la côte ouest de l'Afrique, etc., lesquels occasionnent des fièvres à type généralement intermittent, avec ou sans caractère pernicieux.

Dans le deuxième, ceux du Delta du Nil, qui engendrent la peste.

Dans le troisième, ceux des bouches du Gange, foyer du choléra.

Et enfin, dans le quatrième, ceux des Antilles, où se développe la fièvre jaune.

Comme je ne traite pas ici une question de nosologie, je ne m'inquiéterai nullement de savoir si c'est à la différence de température, aux qualités particulières du limon des fleuves, à la décomposition végétale ou animale, etc., etc., qu'est due la diversité des accidents. Ce que je dois constater, c'est que, dans chacune de ces localités, croissent des plantes spéciales, et je crois rationel de supposer qu'elles peuvent être utiles pour la guérison des maladies développées par ces foyers infectieux.

En France, la plupart de nos localités marécageuses produisent les diverses espèces de Saules dont les préparations ont été vantées par Stone, Gunzius, Kœning, Monier, Bertrand, Mottet et autres, qui les regardent comme des fébrifuges pouvant avantageusement remplacer les préparations quiniques, ce que j'admets pleinement.

Mais aujourd'hui le Saule est entièrement abandonné des thérapeutistes, et je ne vois à ce discrédit aucune autre raison que celles-ci, c'est qu'il est trop près de nous, trop commun, pas assez cher, et surtout que : Nul n'est prophète en son propre pays. Qui sait si les Américains n'échangeraient pas beaucoup d'écorce du Pérou pour de l'écorce de.... la Sologne? Ils ne seraient pas plus déraisonnables que nous, qui payons fort cher leur quinquina, lequel est loin d'être infaillible et n'est pas toujours, tant s'en faut, exempt de sophistication. Le malheur est qu'il croît aussi des Saules en Amérique, et il est probable que l'engouement pour le quinquina fait négliger ce végétal de l'autre côté de l'Atlantique tout comme chez nous.

Je ne dirai qu'une vérité triviale, en reconnaissant que le traitement de la peste est encore à trouver; c'est là ce qui m'engage à chercher à le faire avancer quelque peu.

Je crois que la Signature peut nous servir à cet effet, par les considérations suivantes :

La peste se développe généralement dans les

régions baignées par le Nil, et après le retrait des eaux de ce fleuve, pendant la chaleur.

Les symptômes physiques les plus tranchés de cette maladie sont : les bubons, les charbons, les taches pourprées. D'un autre côté, les partisans de la Signature, s'ils trouvaient dans les environs du Delta du Nil, quelque plante vivace, fleurissant pendant la saison chaude, ayant quelque partie noire ou violette, des fruits ou des racines ovoïdes, n'hésiteraient pas à proposer cette plante comme remède à employer. Le fait demanderait vérification, s'il en existait quelqu'une dans ces conditions.

Nous cultivons dans nos jardins, à titre de plante d'agrément, une renonculacée que saint Louis rapporta, dit-on, de la Croisade. C'est la Renoncule asiatique ; elle a une fleur jaune, au centre de laquelle est un bouton noir, et ses racines sont tuberculeuses; ces caractères me la font regarder comme pouvant peut-être servir contre cette maladie; sa fleur représente un peu la couleur du facies des pestiférés ; son bouton noir, les charbons ; ses racines, les bubons. Prise dans le lieu où elle naît spontanément, elle doit être douée de propriétés très-actives, comme la plupart des plantes de cette famille, ce qui militerai encore en sa faveur.

Le choléra est à peu près dans les mêmes con ditions sous le rapport du traitement (au moin pour l'École officielle, comme nous n'avons e que trop l'occasion de le voir l'été dernier).

Pour un partisan de la Signature, la considé ration du lieu où se développe ce fléau, et, d'u autre côté, la couleur blanchâtre des déjections e la cyanose, qui sont ses symptômes les plus tran chés, lui feraient rechercher sur les bords d Gange, et surtout dans les environs de ses nom breuses embouchures, quelque plante vivace, fleurs blanchâtres, offrant, en outre, quelqu tache bleue ou même noirâtre, fût-elle toxique pour prévenir ou guérir cette terrible maladie.

Le Camphrier (*Laurus camphora*, Lin.) es un peu dans ce cas. Il croît en Chine, en Cochin chine, assez près des lieux où cette maladie es endémique; il est vivace, ses fleurs sont blan châtres et disposées en corymbes. La réunion d ces caractères me semble donner la raison de so utilité comme prophylactique et curatif dans l première période de cette affection.

Je ne sais même si ce médicament ne serai

pas encore meilleur, si, au lieu de lui faire subir les distillations auxquelles on le soumet pour en retirer le camphre dans son plus grand état de pureté, on préparait la teinture de ce végétal frais, comme nous le faisons pour tant d'autres.

Je veux bien admettre que ce produit a la plupart des propriétés de l'arbre d'où on le retire, mais je crois être en droit de me demander, s'il les possède toutes, si elles ne sont pas augmentées ou diminuées par la sublimation, s'il n'en a pas de particulières, si même il ne constitue pas un produit nouveau, absolument comme l'alcool, qui n'a pas les propriétés du vin dont on l'extrait, mais d'autres qui lui sont spéciales.

Notre *Veratrum*, dont les fleurs petites et disposées en grappe, sont d'un blanc sale, verdâtre, n'est-il pas délicieux, tant contre le choléra sporadique que contre celui de l'Inde ?

La fièvre jaune, cet autre fléau qui dévaste les îles et parfois même le continent américain, se développe, comme ses deux congénères, à l'embouchure des grands fleuves et dans les environs des marais formés par le retrait des eaux de la mer après les grandes marées, après la saison des pluies ; la chaleur est une des principales conditions de son développement, à ce point qu'on prétend ne l'avoir jamais observée quand la température ne dépassait pas 22° Réaumur (27-28° cent.), et c'est surtout en juin, juillet, août et septembre qu'elle sévit avec le plus d'intensité.

Ses symptômes principaux sont le vomissement noir et la coloration jaune de la peau, la fétidité des déjections.

Comme pour la peste et le choléra, la science est encore bien arriérée sous le rapport du traitement de la fièvre jaune. Le quinquina ne la guérit pas souvent, la glace et les saignées n'y font guère plus.

Des capitaines de navire m'ont assuré que les nègres la guérissaient; ce qu'il y a de très-positif, c'est qu'ils en sont beaucoup moins souvent victimes que les Européens. Cette immunité est-elle un privilége de leur race? On ne le sait. Et pour guérir les sujets atteints par l'épidémie, on ignore généralement ce qu'ils emploient. Pourtant une pratique assez répandue chez eux, à ce qui m'a été dit, consiste à frictionner les malades avec des tranches de citron. N'est-ce pas encore une application de la Signature?

Si dans les marais des Antilles on trouvait quelque plante vivace, fétide, à fleurs jaunes, tachée de noir, à suc rouge, ou quelque chose qui approchât de cette donnée, il me semble qu'on devrait l'essayer.

Quoi qu'il en soit, je n'ai nullement la sotte prétention de poser comme spécifiques les végétaux dont j'ai esquissé les caractères sommaires, je me borne à émettre des hypothèses entièrement gratuites, sans y attacher beaucoup d'importance ; cependant telles qu'elles sont, je les livre aux investigations de nos Confrères exerçant dans les localités visitées par ces fléaux. On ne saurait trop chercher quand il s'agit d'intérêts aussi sérieux. Si je pouvais leur apporter quelque indication utile, j'en serais ravi.

§ V. RELATIONS DE TEMPS.

DE L'ÉPOQUE DE LA FLORAISON DES PLANTES.

J'ai dit, page 47, que, de la considération que certains végétaux croissent spécialement dans les localités où se développe quelque affection endémique, ou fleurissent à certaine époque de l'année, pendant laquelle sévit quelque maladie, les Anciens avaient cru pouvoir conclure que ces végétaux devaient, chacun en ce qui le concerne, être utiles contre ces sortes d'affections.

Je conviens que ce n'est pas une indication fournie par la Signature, dans le sens absolu du mot ; mais s'il n'y a pas réellement signature, il y a au moins, dans ces corrélations de temps et de lieux, des rapports qui me paraissent avoir la même valeur. Et même, dans ces cas, la Signature elle-même ne nous fait pas absolument défaut, comme je le démontrerai. En dernier lieu, ces indications sont trop utiles pour que je les néglige.

Aussi, à l'exemple des Anciens, après m'être occupé, comme je viens de le faire, des Relations de lieux, vais-je continuer cette étude par les Relations de temps. Comme Porta, je commencerai par les fleurs du printemps.

A. — Plantes qui fleurissent au printemps.

Au risque d'être accusé de vouloir faire de la thérapeutique des quatre saisons, je ne puis m'empêcher de reconnaître, avec les maîtres de l'Art, que chaque saison de l'année a son cortége spécial de maladies, et, d'un autre côté, que chaque saison produit aussi ses remèdes particuliers; que nous devons les étudier, car la nature a eu un but en les créant à cette époque plutôt qu'à toute autre.

Porta accorde beaucoup d'importance à cette étude, témoin cette phrase :

« *Ut loca, ita etiam tempora suis remediis non*
» *destituit natura, ut illis morbis occurri possit,*
» *qui eo tempore oriantur.... Nam si alio tempore*
» *quam necesse fuerit, produceret, frustra id*
» *ageret, etc.* (Lib. VI, cap. 24.) » L'*Ecclésiaste* avait dit aussi, cap. III, v. 2 : « *Cuncta fecit bona in tempore suo.* »

Mais des phrases ne suffisent point, je vais tâcher de prouver qu'effectivement les plantes de telle ou telle saison sont utiles contre les affections qui se développent à cette époque.

Le Père de la Médecine regarde comme spéciales au printemps, les fièvres cérébrales, les hémorrhagies, les angines, les enrouements, les bronchites, les rhumatismes.

En fait de végétaux fleurissant au printemps, nous avons, entre tant d'autres, le Pavot, la Pulsatille, la Violette de mars, les chatons du Noyer commun, etc., etc.

Le Pavot, le Noyer conviennent admirablement

aux affections cérébrales; la Violette était employée, si ma mémoire me sert bien, avec assez de succès par notre vénéré maître J.-P. Tessier, dans les affections rhumatismales; la Pulsatille, qui convient aussi aux rhumatismes, est excellente contre les coryzas, les bronchites, etc., etc.

B. — Plantes qui fleurissent en été.

A cette époque, la nature semble étaler toutes ses splendeurs, l'immense majorité des végétaux fleurit quand le soleil darde sur notre globe ses feux les plus ardents; mais comme pour faire ombre à ce riant tableau, l'été est aussi l'époque de la manifestation d'une foule de maladies. Il serait malaisé, avec la simple indication de saison, de pouvoir se retrouver dans ce dédale; je vais pourtant tâcher de fixer les idées avec quelques exemples.

Hippocrate regardait comme se développant plus particulièrement pendant la saison chaude, les ophthalmies, otites, entérites, fièvres inflammatoires, ajoutons-y les affections épidémiques dont je viens de parler il n'y a qu'un moment, les attaques d'apoplexie, l'hépatite, etc., etc. Enfin, c'est généralement en été, dit-on, que la rage se manifeste chez les animaux.

L'Euphraise, l'*Asarum*, l'Aconit, la Belladonne, la Chélidoine, le *Stramonium*, etc., etc., fleurissent en été.

La première de ces plantes est délicieuse dans les ophthalmies; la deuxième contre l'otite; la troisième contre les fièvres inflammatoires; la quatrième contre la méningite, l'apoplexie; la cinquième contre l'hépatite, l'ictère; et enfin, si le *Stramonium* guérit la rage, comme le pensent beaucoup d'homœopathes, et comme le fait présumer sa pathogénésie, la Signature aura encore raison.

Pour ne pas excéder de justes limites, je me borne à ces six exemples, ils me paraissent assez convaincants.

C. — Plantes qui fleurissent en automne.

Dans le contingent des souffrances auxquelles l'homme est plus spécialement exposé en automne, nous trouvons le rhumatisme, la goutte, la maladie hémorrhoïdaire, l'asthme, qui se manifestent généralement, pour la première fois, vers l'équinoxe d'automne, et dont les paroxysmes reviennent à la même époque, la dyssenterie qui revêt souvent le caractère épidémique, et, pour les combattre, nous sommes loin d'être dépourvus. Beaucoup de plantes fleurissent ou fructifient à cette époque. A part le raisin, dont les graines offrent quelque analogie avec les tumeurs hémorrhoïdales, au dire de certaines personnes, et qui, comme nous le savons, produit la maladie hémorrhoïdaire, si on abuse de son suc fermenté, nous voyons la Bryone, qui nous est d'un si puissant secours contre les rhumatismes et la goutte; le Colchique, qui est presque spécifique des dyssenteries du mois de septembre; le Sureau, utile contre certaines variétés d'asthme, etc., etc.

A cette époque fleurit, pour la deuxième fois de l'année, la Pulsatille, qui nous rend encore d'assez grands services, tant dans les rhumatismes que dans la goutte et la maladie hémorrhoïdaire.

D. — Plantes qui fleurissent en hiver.

S'il est une saison où la nature végétale semble prête à disparaître, c'est bien l'hiver. Les arbres sont dépouillés de leurs feuilles; la plus grande partie des végétaux a perdu ses fleurs, ses fruits, l'image de la désolation est partout. Et, pour surcroît, une foule de maladies viennent assiéger l'espèce humaine. Le froid et l'humidité ont pour cortége presque obligé, les affections catarrhales, la pleurésie, la pneumonie, la méningite, etc., etc. Sommes-nous sans armes contre toutes ces misères? Non. Malgré l'absence des rayons vivifiants du soleil, malgré le froid, malgré la pluie, malgré la neige, la nature poursuit son œuvre de production incessante.

Le *Galanthus nivalis* perce la neige, comme l'indique son nom; le Peuplier blanc, la Lauréole, le Noisetier, la Verveine, le Thlaspi d'hiver, le Tussilage commun et le flagrans, le Lierre, les Hellébores, le *Senecio vulgaris* et d'autres encore, fleurissent malgré la température. Quelques autres, ayant fleuri en automne, ont encore, soit des fleurs, soit des fruits en hiver. Les bulbes de quelques autres persistent : Lys, Colchique, Scille, etc., etc.

De toutes ces plantes, je n'en connais qu'une seule qui ait subi le contrôle de l'expérimentation hahnemannienne, et, loin de donner tort à la Signature, cette expérimentation confirme l'opinion des Anciens. Notre *Helleborus niger* est parfois délicieux dans la méningite, le rhumatisme, l'entérite, l'anasarque, mais surtout contre les hydropisies occasionnées par la rétrocession des maladies exanthématiques (la scarlatine, la rougeole), répercussion presque toujours occasionnée par l'impression accidentelle du froid.

Le Tussilage a de temps immémorial, chez le peuple, la réputation de guérir les bronchites.

E. — Plantes qui fleurissent longtemps.

Il est probable que ce genre de plantes convient aux maladies à marche chronique, peut-être aussi à celles qui se développent indistinctement à l'une ou l'autre époque de l'année. Les renseignements trop peu précis que j'ai jusqu'ici pu recueillir sur leur compte, m'empêchent de formuler une opinion bien arrêtée. Il en est de même de celles dont les feuilles sont persistantes, et de celles qui vivent longtemps. Je pense bien qu'elles conviennent aux maladies chroniques, que l'époque de leur floraison coïncide avec l'apparition habituelle des paroxysmes de ces maladies, et que les plantes annuelles conviennent aux affections aiguës. M. Teste dit dans son dernier ouvrage, page 119 : « De même qu'il y a » des plantes annuelles, bisannuelles et vivaces,

» il y a des maladies de courte durée, de durée » moyenne et de longue durée. » Il paraît ainsi vouloir établir une sorte d'indication sur ces données; a-t-il tort ou raison, je n'ose pas me prononcer, n'ayant pas assez de preuves à l'appui de mon dire, et je ne veux point m'appesantir plus longtemps sur cette question.

F. — Plantes qui fleurissent plusieurs fois par an.

Dans notre hémisphère, la floraison n'a généralement lieu, pour chaque végétal, qu'une fois par an, tandis que, dans les pays chauds, elle est presque toujours double. Mais, même dans notre climat, nous avons certaines plantes qui, naturellement, fleurissent deux fois par an, faisant ainsi exception à la règle.

Si, d'un autre côté, nous nous rappelons que certaines maladies chroniques ont des retours généralement fixes au printemps et à l'automne, comme la goutte, la maladie hémorrhoïdaire, le rhumatisme, etc., nous serons amenés à supposer que cette floraison exceptionnelle pourrait indiquer, chez ces plantes, des propriétés utiles contre les maladies à paroxysmes semestriels. C'était là l'opinion de Porta : « *Plantæ quæ pluries florent*,

» *ad eos morbos valent, qui pluries eveniunt,* » (VI, 30), et il cite dans cette catégorie, le *Rosmarinus coronarius* et l'Asphodèle, qui fleurissent au printemps et à l'automne ; la Scille, qui fleurirait trois fois d'après lui ; le *Senecio*, qui pousse une nouvelle fleur quand l'ancienne se flétrit, et le *Caltha « flos omnium mensium,* » qui fleurirait tous les mois ; pour lui, toutes ces plantes favorisent les menstrues..., « *cient menses,* » mais sans indications plus précises. Ces idées sont généralement erronées, je ne les discuterai pas, je me borne à prendre acte de la déclaration que les plantes qui fleurissent plusieurs fois par an conviennent aux maladies offrant des retours périodiques.

Pour ne citer qu'un exemple à l'appui de cette assertion, je rappellerai que notre Pulsatille fleurit en avril et en septembre ; j'ai déjà dit qu'elle convenait à la goutte et au rhumatisme, dont les paroxysmes apparaissent généralement vers les équinoxes.

G. — Plantes dont les fleurs ne s'ouvrent que la nuit.

Vous savez parfaitement, cher Confrère, que beaucoup de fleurs s'ouvrent d'une manière assez régulière, à certaines heures, les unes le matin, les autres le soir, etc., ce qui a donné à Linné l'idée de son *Horloge de Flore*. Je ne veux m'occuper ici que des fleurs nocturnes, qui me paraissent offrir un type spécial, en opposition avec les fleurs diurnes.

Ces plantes sont peu nombreuses, il est vrai; l'*Horloge de Flore* en compte douze, s'ouvrant de six heures du soir à six heures du matin, mais ce n'est pas tout. Le *Silene vespertina* et le *Noctiflora*, le *Lychnis vespertina*, et plusieurs autres, sont dans le même cas.

Les Anciens n'ont dit que très-peu de chose à leur sujet, et même ce qu'ils ont dit est fort peu profitable.

M. Rucco Rubini, qui nous a donné la pathogénésie du *Cactus grandiflorus*, dont la fleur s'ouvre vers minuit, me paraît, dans son appréciation sur cette fleur, s'être singulièrement mépris sur la signification de l'heure de cet épanouissement.

L'honorable directeur de l'hôpital de Sainte-Marie de la Césarée (de Naples) dit, en effet :
» La nature, en cachant cette fleur au soleil et au
» regard de l'homme, semble avoir voulu indiquer

» quelque chose. En agissant presque à la manière » de l'homme, qui cache les objets précieux, dans » la crainte de les perdre, elle a voulu indiquer » *certainement*, je crois, que ce végétal était un » trésor précieux pour l'homme même. »

Je me vois avec peine dans la nécessité de différer radicalement d'opinion avec M. Rucco Rubini, mais je ne puis admettre sa comparaison entre la nature et l'avare. Cet estimable confrère ne me semble pas avoir clairement, malgré l'excellente pathogénésie qu'il nous a donnée, entrevu ce que la nature a voulu nous indiquer en faisant éclore, la nuit, la magnifique fleur du *Cactus*; qu'il me le pardonne, je crois qu'il calomnie la nature, cette mère si généreuse.

Ce qu'elle me semble *plus certainement* avoir voulu indiquer, en créant des fleurs nocturnes, c'est qu'elle voulait nous être utile dans les affections dont les paroxysmes affectent la périodicité nocturne; et ces affections sont encore assez nombreuses : les accès d'asthme, d'épilepsie, le prurit de la gale, si intense à la chaleur du lit, les souffrances syphilitiques, la nyctalopie, l'incontinence nocturne de l'urine chez les enfants, le noctambulisme, etc., etc., sont tout autant de symptômes morbides qui peuvent parfaitement nécessiter des remèdes spéciaux, et je crois que la nature nous les offre dans la catégorie des plantes dont la fleur s'ouvre la nuit.

Je n'en veux d'autre preuve que le Cactus lui-même. D'après la *Pathogénésie* publiée par M. Rucco, cette plante produit, entre autres symptômes, ceux-ci :

Insomnie, — palpitations de cœur très-fortes *pendant la nuit.*

Délire *nocturne.*

Tristesse revenant *tous les soirs* pendant quinze jours.

Toux stertoreuse, *plus forte pendant la nuit.*

Envies fréquentes d'uriner avec émission abondante *la nuit* (les six premiers jours).

Douleur dans la matrice et ses ligaments, qui revient *chaque soir,* augmente peu à peu, et cesse jusqu'au lendemain *soir.*

Chaleur pulsative dans le cours de *la nuit,* avec forte douleur de tête, grande angoisse et impossibilité de rester couché.

Je m'étonne qu'après avoir énuméré ces symptômes seuls, notre Confrère n'ait pas vu ce que pouvait signifier cet épanouissement nocturne.

Cette plante me paraît convenir surtout à l'asthme (essentiel ou cardiaque?), aux maladies du cœur (dont l'insomnie ou le cauchemar sont l'apanage habituel), etc.

§ VI. — SIMILITUDE AVEC LE MODE DE PROPAGATION.

VÉGÉTAUX DIOÏQUES.

La grande loi de la reproduction chez les végétaux, comme chez les animaux inférieurs, est l'*hermaphrodisme*. Mais cette loi n'est pas absolue. Pour le règne végétal, il y a une grande classe de plantes faisant exception, elles ont, comme l'homme et les animaux supérieurs, les sexes séparés. Linné en avait fait l'objet d'une classe spéciale, la *Diœcie* (*Diclinie* de Jussieu).

Avant d'en arriver à cette séparation complète des sexes, la nature, qui ne procède jamais par bonds, a passé par une sorte de transition; ainsi elle a d'abord, sur le même pied, mis des fleurs mâles et des fleurs femelles, classe dite *Monœcie*.

Après quoi, elle a séparé les individus (*Diœcie* proprement dite).

Je ne m'occuperai que de la *Diœcie*, qui constitue un type tranché.

Dans le nombre de nos infirmités, il y a aussi une loi, c'est la spontanéité; mais il y a aussi une exception, c'est la transmission par contagion.

J'ai été, comme j'ai eu l'honneur de vous le dire page 48 et suiv., par des études successives, amené à penser que cette classe de plantes dioïques pourrait bien convenir à cette classe, exceptionnelle aussi, de maladies qui ne se perpétuent que par transmission, d'individu contaminé à individu sain.

Poussant plus loin mes recherches, et considérant que c'est très-souvent par la région génitale que se prennent ces maladies, je me suis demandé si ces plantes n'agiraient pas aussi sur les organes de la génération. La réponse des faits a dépassé mes prévisions.

Non-seulement ces plantes conviennent, en général, aux maladies contagieuses, mais encore aux affections des organes et même aux troubles des fonctions de la génération.

Les Anciens, qui connaissaient à peine les sexes des plantes, ne nous ont rien laissé de bon sur ce sujet. Il faut aller fouiller dans les arcanes de la médecine populaire pour trouver quelques applications ; sont-elles raisonnées? J'en doute. Le hasard y doit être pour beaucoup.

Les végétaux dioïques sont peu nombreux, il est vrai, mais on les trouve répandus dans toutes les contrées du globe, et, ce qui paraîtra sans doute fort singulier, c'est que, soit hasard, soit pour toute autre raison, plusieurs de ces herbes ont été, et sont encore employées contre les affections contagieuses, et, de préférence, contre les maladies vénériennes! Est-ce à tort ou à raison? Aux faits de donner la réponse.

Dans notre *Matière médicale*, nous avons la pathogénésie de trois médicaments pris dans la diœcie, et d'un pris dans la monœcie. Les trois premiers sont : le *Cannabis*, médicament héroïque dans la blennorrhagie; la *Sabine*, précieuse contre les végétations sycosiques, la blennorrhagie, l'exaltation de l'appétit vénérien, chez l'homme comme chez la femme; les hémorrhagies utérines, l'abortus, la leucorrhée, etc.

La *Salsepareille*, dont l'usage comme *dépuratif* dans les affections syphilitiques est si répandu, et parfois suivi de succès.

Le dernier est le *Thuya occidentalis*, dont l'efficacité dans les condylômes, la blennorrhagie simple, et même la cordée, ne fait chez nous l'objet d'aucun doute.

D'après ces quelques exemples, je pense qu'on peut bien augurer des autres. Permettez que j'en cite quelques-uns qui ne sont guère connus :

Le Frêne, *Fraxinus excelsior* (Lin.), végétal dioïque de la famille des jasminées, fort peu employé aujourd'hui, ne l'a guère été jadis, qu'à titre de fébrifuge : « Avant la découverte du Quin- » quina, lit-on dans le *Dict. de mat. méd.*, de » Mérat et de Lens, l'écorce de Frêne, qui est » amère et astringente, était employée comme » fébrifuge; elle a été désignée sous le nom de » Quinquina d'Europe par Helwig.... Coste et » Willemet... assurent avoir guéri huit malades » sur douze, pris de fièvres intermittentes.... Torti » n'en a point éprouvé d'efficacité.... Les feuilles » jouissent d'une propriété purgative non équivo- » que.... Coste et Willemet les ont trouvées un » peu moins purgatives que le Séné.... Pendant » la purgation, *les urines étaient plus abondantes* » *et plus chargées*... Ses semences sont hydrago- » gues et *diurétiques*. » Voilà à quoi se résument les propriétés connues du Frêne; mais on n'a guère employé que la décoction de ses feuilles ou de son écorce, déjà desséchées, et peut-être le principe actif s'évapore-t-il ainsi. Quoi qu'il en soit, on lui reconnaît une propriété spéciale sur les organes urinaires, et si on réfléchit que c'est surtout des feuilles de Frêne que se nourrissent les Cantharides, dont l'action sur la région génito-urinaire est si violente, on peut se demander si ce ne serait pas à leur nourriture que ces coléoptères devraient cette propriété? Il n'y aurait là rien d'étonnant, je ne vois pas pourquoi nous ne préparerions pas une teinture de *Fraxinus*, avec le végétal frais, peut-être aurait-il d'aussi grandes propriétés que la Cantharide.

Le Redoul, *Coriaria myrtifolia* (Lin.), est aussi dioïque, et produit des convulsions terribles. Ne conviendrait-il pas au tétanos traumatique, cette affection étant de cause externe, ou à l'éclampsie puerpérale, qui est sous la dépendance des fonctions de la génération, ou même à la rage, maladie communiquée?

J'ai dit, page 95, que la Figue ressemble à un ovaire; le Figuier est dioïque, ce qui est, pour moi, une indication de plus à l'appui de la première.

(A ces plantes, on peut ajouter encore la Bryone dioïque, le Houblon, le Taminier, les Mercuriales, le Genévrier, le Petit-houx, l'Ortie dioïque, etc., etc., qui toutes croissent dans notre pays, sont fort peu connues et ont peut-être de grandes propriétés.)

Je me borne à ces considérations, que je pourrais multiplier encore, mais il me semble avoir indiqué les plus importantes; les autres n'ont pas une portée aussi générale, et je crois pouvoir les taire, d'autant que je n'ai nullement la prétention de faire un traité complet de la Signature, cas dans lequel je ne devrais en omettre aucune, que je me suis seulement imposé la tâche de rappeler l'attention sur cette doctrine, de dire ce qu'elle était, de démontrer rapidement qu'elle mérite notre confiance, en soumettant ses propositions au contrôle de l'expérience, et je crois en avoir assez dit pour démontrer que nous pouvons puiser encore d'excellentes indications à cette source.

CHAPITRE IV

DU MODE DE DÉTERMINATION DES PROPRIÉTÉS DES PLANTES D'APRÈS LA MÉTHODE DES SIGNATURES.

Pour exposer convenablement tout ce qui peut militer en faveur de la doctrine des Signatures, j'ai été forcé de prendre un à un chacun des caractères physiques et physiologiques de la plante, et de chercher à déterminer d'une manière précise quelle pouvait être la propriété spéciale à chacun d'eux. C'est une sorte d'analyse que j'ai dû faire; mais là ne doivent pas se borner nos investigations. L'analyse est une chose excellente; mais, à elle seule, elle ne peut que très-rarement nous donner des indications bien nettes.

Vous savez parfaitement, cher Confrère, qu'en

séméiotique, les cas où l'on peut, d'après un seul signe, affirmer l'existence d'une maladie, « *ab » ungue leonem,* » ne sont pas, à beaucoup près, les plus fréquents; je crois qu'il en est de même ici.

Nous avons besoin, pour arriver à avoir une idée exacte de l'action d'un médicament, de grouper tous ses caractères en une sorte de synthèse. Ceci tombe sous les sens. Tout le monde sait qu'un médicament n'a pas fatalement qu'une seule action, n'agit pas uniquement sur un seul organe ou d'une seule manière, etc., etc. A ceux qui en pourraient douter, je rappellerais, entre tant d'autres, l'action si multiple de l'Opium, celle du Cactus, que j'ai, par des faits irrécusables, établie aux pages **74**, **103**, **117**, **159**.

Ces faits démontrent : 1° Qu'un médicament peut agir de diverses façons;

2° Que la signature peut indiquer *de visu* ces diverses actions;

3° Enfin ils prouvent d'une façon péremptoire, à ceux qui dénigrent les Anciens, pour exalter les modernes, que, quoique écrivant il y a tantôt trois cents ans, Porta était profondément dans le vrai, lorsqu'il proclamait, pour arriver à la connaissance de l'action médicamenteuse, la nécessité d'une pareille synthèse, dans cette magnifique phrase du chap. xx de son premier livre : «... *Uni* » *signo non esse credendum, sed plura circa unum* » *congruentia speculanda.... Neque quis unquam* » *eorum simplicium vires conjiciat, quæ nunquam* » *aspexerit, sed ubi plantam manibus assumpserit,* » *consideret : primo integram, mox ejus partes,* » *quàm diligentissimè, radicem, truncum, frondes,* » *fructus et semen, deindè natalia loca, situm ubi* » *sæpiùs nasci solita sit, et tempus quò è terrà pul-* » *lulat, adolescit, fructificat; pullulandi, fructifi-* » *candi et crescendi modum, attentiùs perpendat;* » *postremo, ubi multa in unum convenientia contu-* » *lerit.... tunc suum proferat judicium.* »

Il faut donc grouper tous les caractères des plantes, se bien rappeler leur valeur individuelle et tirer les conclusions logiques.

Un exemple suffira pour faire comprendre toute ma pensée. Je vais prendre le *Cactus grandiflorus* dont la pathogénésie a été insérée dans l'*Art médical*, au mois d'octobre 1864.

Laissons de côté son habitation, puisqu'il a été transplanté d'Amérique en Italie. Notons cependant qu'il aime les climats chauds.

Il fleurit en juillet.

Sa fleur est blanche.

Elle s'épanouit la nuit.

Sa tige est garnie d'épines qui rayonnent autour d'elle comme autour d'un centre commun.

Son fruit est cordiforme, de couleur rouge.

Pour un partisan de la Signature, ces propositions ont pour corollaires les six suivantes :

Affections particulières aux climats chauds.

Maladies estivales.

Affections catarrhales.

Souffrances nocturnes.

Douleurs lancinantes affectant la circonférence du corps tout entier, — ou celle d'un membre, ou celle de la tête.

Affections du cœur.

Hémorrhagies.

Toutes ces prévisions, qui, je le pense, ressortent des études précédentes, ont été, de tous points, justifiées par la pathogénésie, comme on peut s'en convaincre aisément.

Ainsi, les symptômes compris entre les n°s 96 et 100 de ladite pathogénésie, indiquent la toux, la bronchite, l'expectoration muqueuse,

Le symptôme 40 et plusieurs autres, l'*insomnie*, beaucoup de souffrances *nocturnes*.

Ceux compris entre 53 et 58, et le 74me mentionnent des sensations de compression *circulaire*, comme par un cercle de fer, à diverses parties de la poitrine; le 6me indique cette même sensation autour de la tête.

De 62 à 68, et puis à 77, diverses souffrances dans le genre *élancement*, *piqûre* du côté du *cœur*.

Enfin, cliniquement, les symptômes 33, 93, 94, 95, 123, 145, 159, sont des observations d'*hémorrhagies*, presque toutes graves, arrêtées par ce remède.

Je ne pense pas qu'on puisse entreprendre de révoquer sérieusement ces faits en doute; depuis la publication de cette pathogénésie, nous avons tous eu occasion de vérifier leur exactitude.

Mais, je me hâte de terminer : *Qui ne sait se borner, etc*. Et ensuite, j'abuse de vos moments qui sont précieux.

J'aime cette vieille doctrine, voilà bientôt dix ans que j'ai eu l'honneur de vous le dire pour la première fois, je la crois utile, et, comme... *trahit sua quemque voluptas*, je vous avouerai que je me suis laissé entraîner avec un certain plaisir vers cette étude, et que je n'ai pas auparavant cherché à savoir, comme le recommande le poëte : *Quid valeant humeri, quid ferre recusent.*

Je voulais d'abord m'instruire, mais voyant ensuite qu'il pourrait y avoir utilité à remettre cette question en lumière, je me suis décidé à publier le fruit de mes veilles et à vous demander votre opinion. Les imperfections et les trop nombreuses lacunes de ce petit travail ne vous surprendront point de la part d'un novice, mais ce qui sans doute vous satisfera, ce sera de voir avec quelle impartialité j'ai poursuivi cette doctrine jusqu'en ses derniers retranchements.

J'espère être arrivé à mon but, prouver qu'à part l'exagération pardonnable (si même elle n'est pas naturelle), à tous les fauteurs de systèmes, la Signature, au lieu de mériter le blâme et toutes les épithètes fort peu parlementaires qui lui ont été prodiguées, mérite toute notre attention. J'ai, je le pense, assez clairement démontré qu'elle pouvait subir le contrôle, pourtant bien sévère, de l'expérimentation pure, et que souvent la clinique lui donnait raison; mais vous ne voyez peut-être pas encore où je veux en venir, cher

Confrère, et vous vous demandez pourquoi ces recherches, à quoi elles peuvent être profitables.

Eh bien! je n'abuserai pas plus longtemps de votre patience, je vais, à titre de conclusion, vous dire quelle est, pour moi, l'utilité de la Signature.

CHAPITRE V

UTILITÉ DE LA DOCTRINE DES SIGNATURES. — CONCLUSION.

Je n'ai nul besoin de vous dire, cher Confrère, que mon intention n'est pas d'élever un monument à cette doctrine abandonnée, qui paraît avoir fait son temps; que je ne la regarde pas plus comme constituant la loi fondamentale, le dernier mot de la thérapeutique, que je ne regarde l'homœopathie comme étant toute la médecine; je suis, au contraire, profondément convaincu qu'elle ne peut satisfaire à toutes les indications, et entre tant de raisons que je pourrais alléguer, je me bornerai à celle-ci : le genre de vie que nous imposent les conditions sociales au milieu desquelles nous nous trouvons, nous a considérablement éloignés de la simplicité primitive, et nos maladies reçoivent

8*

forcément le contre-coup de toutes ces modifications : tout praticien le sait aussi bien que moi, et je n'insiste pas.

Je reconnais toutefois une utilité réelle, qui me paraît peu contestable, à la Signature ; je crois qu'elle peut combler, du moins en partie, cette lacune immense qui existe dans la matière médicale homœopathique, lacune entrevue, non-seulement par des critiques systématiques, mais bien par tous les auteurs éminents qui s'en sont occupés, et, *surtout,* par les médecins journellement aux prises avec les mille difficultés de la pratique.

A Dieu ne plaise que j'aie jamais la pensée de dénigrer ce travail de Titan contenu dans les six gros volumes que Hahnemann nous a laissés, je sais trop tout le respect qui lui est dû, mais pourtant je ne fais pas de cette œuvre une arche sainte à laquelle il ne faut pas toucher. C'est une œuvre humaine, elle est perfectible. Et cela est si vrai, que le fondateur de l'homœopathie, Hahnemann lui-même, me paraît avoir aperçu cette lacune. En tête de plusieurs de ses sublimes pathogénésies, il a placé des *résumés thérapeutiques* dont quelques-uns sont, comme le dit avec raison M. Teste, des « tableaux faits de main de maître, » et je pense que s'il ne nous en a pas laissé davantage, c'est que le temps lui aura manqué.

Ces résumés me paraissent indispensables pour tous les médicaments sans exception, et on le comprend aisément. Dans nos pathogénésies, le chiffre des symptômes de chaque remède est parfois fort élevé, les progrès de la science l'augmenteront encore, et de nouvelles substances venant, tous les jours, s'ajouter à celles que nous connaissons déjà, il est facile de prévoir l'époque où le total des symptômes à étudier sera tellement monstrueux, que la mémoire la plus heureuse, effrayée, refusera d'aborder ce travail. — Or, comme, d'un autre côté, il est absolument impossible de pratiquer l'homœopathie sans connaître à fond toute la matière médicale, la pratique deviendra forcément impossible, vu la surabondance des matériaux.

Pour se reconnaître dans ces labyrinthes presque inextricables, il nous manque un fil conducteur, une synthèse, la connaissance des propriétés caractéristiques des médicaments.

Des esprits investigateurs, frappés de ce défaut, ont mis une patience angélique à y remédier, et tous nos éloges leur sont dus. Parmi les principaux, je ne citerai que les quatre publicistes les plus connus.

Le regrettable C. de Bœnninghausen, qui avait poussé fort loin cette étude, et qui, dans son Manuel, comme dans ses autres ouvrages, avait, au moyen des différences de caractères, indiqué le plus ou moins grand degré d'utilité de chaque substance dans les cas donnés.

M. de Parseval, qui a tenté de déterminer pratiquement l'action caractéristique des remèdes.

M. Jahr, qui trouvant, sans doute, trop longs encore les résumés de son Manuel, a cherché, suivant la voie tracée par Hahnemann, de donner, en tête de chaque pathogénésie, une idée générale et succincte de l'action du médicament.

Enfin M. Teste, qui s'est évertué à systématiser la matière médicale.

Il ne viendra sans doute à l'idée de personne que ces laborieux Confrères aient entrepris un pareil travail par pure distraction; ce qui paraîtra plus rationnel, c'est que les uns et les autres étaient convaincus de son utilité.

Toutes ces tentatives témoignent autant de la bonne volonté de leurs auteurs, que de l'absence de ce *desideratum*.

Aujourd'hui, je viens, pour ma part, apporter ma pierre à l'édifice : j'offre la Signature.

Il est vrai que ses données sont très-vagues, que, malgré les plus grands efforts de ses partisans, elle est condamnée à rester dans cet état, en apparence peu profitable, vu que la pratique a besoin de détails ; j'en conviens, mais l'analyse n'est pas tout, et quelques généralités ne nuisent jamais. Ce vague, loin d'être une raison pour faire proscrire cette doctrine, me paraît au contraire en être une pour laquelle nous devons lui donner droit de cité. Les données générales qu'elle pose sont peut-être la synthèse que nous cherchons, et si elles ne la constituent pas, du moins peuvent-elles nous fournir d'utiles renseignements sur l'*action caractéristique*, le *lieu spécial d'élection* du médicament, toutes choses qui nous manquent, et elle comblerait ainsi cette lacune que présentent nos pathogénésies, si minutieusement analytiques.

N'eût-elle que ce bon côté, j'espère qu'à l'avenir les thérapeutistes la jugeront digne de leur attention, et donneront une place à l'étude des propriétés physiques des plantes, telles que j'ai eu l'honneur de vous les exposer. — Et à cet effet, je proposerais qu'en tête de chaque pathogénésie, on nous donnât des détails un peu plus étendus que ceux qui se trouvent dans nos livres, y compris la *Pharmacopée* de MM. Jahr et Catellan; car, n'en déplaise à ces vulgarisateurs de notre doctrine, la plupart de leurs définitions botaniques, excellentes pour les botanistes de profession, nous dépassent un peu; il est vrai que les planches jointes à leur description comblent un peu cette lacune, mais elles ne suffisent pas, n'étant pas coloriées, etc.

Je ne sais si M. Teste avait entrevu tout le parti qu'on pourrait tirer de ces recherches, lorsqu'il disait que « l'étude de l'histoire naturelle des » médicaments est fort importante; qu'il faut » prendre en considération les conditions géogra- » phiques et topographiques de l'existence des » végétaux, afin de découvrir certaines particula- » rités de leur destination, etc. » (*Op. cit.*). —Quoi qu'il en soit, il avait parfaitement raison, à mon avis, mais, comme je l'ai dit plus haut, ces deux ordres de considérations ne suffisent pas, et j'ajoute à l'opinion de M. Teste ce correctif : Il faut étudier à fond toutes les qualités physiques et physiologiques des végétaux.

Resterait peut-être maintenant à vider les questions suivantes : la Signature donnera-t-elle une impulsion nouvelle au *spécificisme* vers lesquels tendent certains esprits? Détournera-t-elle de la *polypharmacie* vers laquelle tendent quelques autres? etc. Mais vous me permettrez, sans doute, cher Confrère, de laisser de côté ces questions qui sortiraient du cadre que je me suis tracé.

Pour en finir, je vais résumer en deux mots toute ma pensée sur la Signature : ses indications sont vraies dans la grande majorité des cas; et elle peut nous offrir d'excellents aperçus sur l'action caractéristique des médicaments, sur leur lieu spécial d'élection, *données* qui peuvent être fort importantes.

Et quand même cette utilité lui serait contestée, rien, ce me semble, ne s'opposerait à ce qu'on préférât étudier des plantes que nous avons sous la main, et qui paraissent indiquer leurs vertus, plutôt que tant de préparations chimiques, tant de substances exotiques, de provenance douteuse, de pureté plus que problématique, qui, par le fait seul de leur voyage et de leur contact avec d'autres, peuvent être avariées, avoir perdu de leurs propriétés ou en avoir acquis d'autres, plutôt que tant de drogues bizarres qui encombrent inutilement la matière médicale et les officines.

Mon reproche ne s'adresse pas seulement à l'École officielle, comme on le pourrait le supposer en voyant le cas que je fais de l'homœopathie. Je dois la vérité à chacun, et je m'adresse tout aussi bien à notre École qu'aux autres. Nous avons, nous aussi, des substances qui me paraissent tenir une place inutile dans nos livres. Quel est, en effet, le praticien homœopathe, fût-il encore plus occupé, qui a souvent eu l'occasion de prescrire l'Anthrakokali, le Bounafa, le Castor equi, le Meloe Maialis, etc., et ne préfère mille fois à ces agents, nos polychristes?

Quels sont, parmi les médecins de l'École officielle, ceux qui croient devoir souvent employer le Desman du Cap, le Fahaam, la chair de Scinque et tant d'autres préparations dont l'action est fort peu connue? Et notons bien que je ne parle pas ici de toutes ces substances hétéroclites, préconisées par les Anciens, et qui sont aujourd'hui justement oubliées : je n'ai pris mes exemples que parmi les remèdes qui se trouvent dans le Formulaire de M. Trousseau, et qui, par conséquent, sont aujourd'hui monnaie courante dans l'École.

Quoi qu'il en puisse être, je vous soumets ces élucubrations, vous priant de me donner votre avis.

Je sais tout votre amour pour notre art, et, pour la vérité, je connais la rectitude de votre jugement, et je suis persuadé que si, d'après les faits que je viens d'invoquer, vous supposez que cette doctrine peut encore nous être utile, vous vous ferez un plaisir de me le dire. Votre approbation m'engagera à continuer mes recherches sur cette matière, qui, je l'avoue, est assez ardue, vu que les connaissances de géographie et de physiologie botaniques, telles qu'il me les faudrait, ne sont qu'à l'état rudimentaire dans les Flores locales, et manquent, presque toujours, forcément, dans les grands traités. Il faudrait une grande patience pour fouiller tous les livres nécessaires et en retirer une œuvre passable; mais, quelque difficile que pût être cette tâche, je l'accepterais avec plaisir si je savais devoir me rendre utile.

Si pourtant je m'étais trompé (ce qu'il m'est difficile de croire), si, séduit par des apparences vaines, je m'exposais à perdre un temps que je pourrais mieux employer, à galvaniser une masse inerte, à vouloir donner une vie factice à une théorie condamnée pour toujours à l'impuissance, par le fait du progrès des sciences, et surtout par l'introduction dans le domaine thérapeutique de l'expérimentation sur l'homme sain, je vous saurais infiniment gré, mon cher Confrère, de vouloir bien m'en avertir, sans crainte de froisser mon amour-propre de jeune auteur.

Quelle que puisse être votre décision, je suis parfaitement sûr qu'elle sera mûrement réfléchie, que vos encouragements ou votre désapprobation ne seront dictés que par le sentiment de l'utilité pour l'Art auquel nous avons voué notre existence, et je l'attends avec calme.

Vous demandant de nouveau pardon pour mon importunité, je vous prie d'agréer,

Mon cher Confrère,

l'expression des sentiments les plus affectueux de votre très-humble serviteur,

J. CHAPIEL,

D.-M.-P.

Bordeaux, 1er mars 1866.

TABLE DES MATIÈRES

Bordeaux, imprimerie de L. Delmas, rue Sainte-Catherine, 139.

FRÉDAULT. — **Physiologie générale**, traité d'Anthropologie physiologique et philosophique. Paris 1863, in-8°. . . . 11 fr.

HAAS. — **Mémorial du médecin homœopathe**, ou Répertoire alphabétique de traitements et d'expériences homœopathiques, pour servir de guide dans l'application de l'homœopathie au lit du malade, par le docteur HAAS. Traduit de l'allemand par A.-J.-L. JOURDAN. *Deuxième édition*, revue et augmentée. Paris 1850, in-18. . . . . 3 fr.

HAHNEMANN. — **Doctrine et traitement homœopathique des maladies chroniques**, par S. HAHNEMANN. Traduit de l'allemand sur la dernière édition, par A.-J.-L. JOURDAN. *Deuxième édition* entièrement refondue. Paris 1846, 3 vol. in-8°. 23 fr.

HÉRING. — **Médecine homœopathique domestique**, nouvelle traduction française faite sur la douzième édition allemande et précédée d'indications d'hygiène, par le docteur Léon SIMON fils. Paris 1866, in-12 de 700 pages avec figures. 6 fr.

JAHR. — **Nouveau manuel de médecine homœopathique**, divisé en deux parties : 1° Manuel de matière médicale, ou Résumé des principaux effets des médicaments homœopathiques, avec indication des observations cliniques ; 2° Répertoire thérapeutique et symptomatologique, ou table alphabétique des principaux symptômes des médicaments homœopathiques, avec des avis cliniques, par le Dr G.-H.-G. JAHR. *Septième édition* revue et augmentée. Paris 1862, 4 vol. gd in-12 18 fr.

JAHR. — **Notions élémentaires d'homœopathie**, manière de la pratiquer, avec les effets les plus importants de dix des principaux remèdes homœopathiques, à l'usage de tous les hommes de bonne foi qui veulent se convaincre par des essais de la vérité de cette doctrine, par G.-H.-G. JAHR. *Quatrième édition*, corrigée et augmentée. Paris 1861, in 18 de 144 pages. . . . . 1 fr. 25 c.

JAHR et CATELLAN. — **Nouvelle pharmacopée homœopathique**, ou Histoire naturelle, Préparation et Posologie ou administration des doses des médicaments homœopathiques, par le docteur G.-H.-G. JAHR et MM. CATELLAN frères, pharmaciens homœopathes. *Troisième édition*, revue et augmentée. Paris 1862, in-12 de 430 pages, avec 144 figures. 7 fr.

PROST-LACUZON. — **Formulaire pathogénétique usuel**, ou Guide homœopathique pour traiter soi-même les maladies. *Troisième édition*, corrigée et augmentée. Paris 1866, in-18 de 583 pages. . . . . 6 fr.

TESSIER (J.P.) — Cours de médecine générale, gd in-12 3 fr.

www.ingramcontent.com/pod-product-compliance
Ingram Content Group UK Ltd.
Pitfield, Milton Keynes, MK11 3LW, UK
UKHW022103260726
13993UKWH00001B/302